乳がん超音波検診

精査の要・不要, コツを伝授します

角田博子
聖路加国際病院放射線科

尾羽根範員
住友病院診療技術部超音波技術科

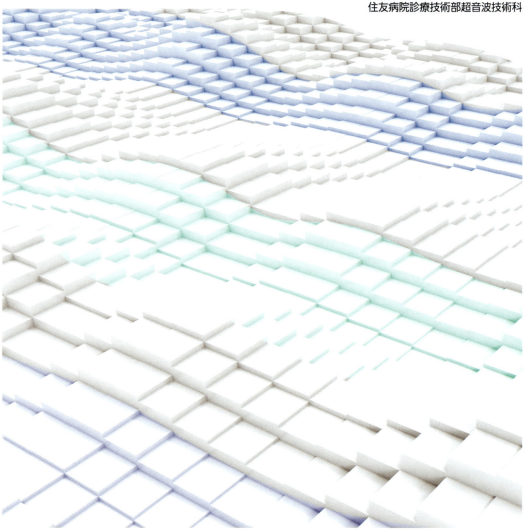

医学書院

乳がん超音波検診
―精査の要・不要，コツを伝授します

発　行	2016年10月 1 日　第 1 版第 1 刷ⓒ
	2022年 2 月 1 日　第 1 版第 3 刷

著　者　角田博子・尾羽根範員
　　　　つのだひろこ　おばねのりかず

発行者　株式会社　医学書院
　　　　代表取締役　金原　俊
　　　　〒113-8719　東京都文京区本郷 1-28-23
　　　　電話　03-3817-5600（社内案内）

印刷・製本　横山印刷

本書の複製権・翻訳権・上映権・譲渡権・貸与権・公衆送信権（送信可能化権を含む）は株式会社医学書院が保有します．

ISBN978-4-260-02814-1

本書を無断で複製する行為（複写，スキャン，デジタルデータ化など）は，「私的使用のための複製」など著作権法上の限られた例外を除き禁じられています．大学，病院，診療所，企業などにおいて，業務上使用する目的（診療，研究活動を含む）で上記の行為を行うことは，その使用範囲が内部的であっても，私的使用には該当せず，違法です．また私的使用に該当する場合であっても，代行業者等の第三者に依頼して上記の行為を行うことは違法となります．

JCOPY〈出版者著作権管理機構　委託出版物〉
本書の無断複製は著作権法上での例外を除き禁じられています．複製される場合は，そのつど事前に，出版者著作権管理機構（電話 03-5244-5088，FAX 03-5244-5089，info@jcopy.or.jp）の許諾を得てください．

序文

わが国の対策型乳がん検診に，死亡率減少効果の証明されているマンモグラフィが取り入れられてから10年以上が経過した。マンモグラフィ検診が開始される前，多くの研究者による討論があったが，日本放射線科専門医会・医会から，実際に北欧のマンモグラフィ検診を学んでくるようにと研修を受ける機会をいただき，フィンランドのトゥルクにて研修したのが20年以上前になる。あのとき一般の女性がマンモグラフィという意味を知っているのに驚いた記憶があるが，現在，わが国でもマンモグラフィという用語は一般的となり，誰もが知っている用語になった。マンモグラフィの限界もまた知られるようになり，特に閉経前の高濃度乳房における超音波検査の検出能力の高さが注目されることになった。さらに，検診に関するメリットとともにデメリットについての論文も多く出されるようになった。単に早期癌を検出すればいいということだけではなく，乳がん検診について，謙虚に誠実に，そして論理的に研究し，再考すべき時期にきているように感じる。

わが国においては，以前より超音波による任意型乳がん検診が行われており，その要精査基準は，日本乳腺甲状腺超音波医学会(JABTS)で議論を重ねて作成し，次第に普及してきた。しかしながら，精査機関で紹介されてきた女性たちを診療していると，議論を重ねたわりには，この基準の意図が理解されていないのではないか？と思われるケースも多く経験してきた。なにか，基準に沿って症例を提示し，理解を深められる本があったらいいのではないかと思いついたのが本書の出発である。

現実には，任意型検診での超音波検査の使用が全国に普及している一方で，超音波検診の死亡率減少効果は証明されておらず，本当に有効であるかどうかのエビデンスはない。検診を受診するかどうかは受診者個人の判断に任されるということになるが，その前に医療者が正しく検診を理解する必要がある。そこで，まず第I章として，検診を理解する10の項目を設けた。検診に関わるすべての医療者に知っていただきたいと考えた事柄を凝縮し，理解しやすく配列したつもりである。

そして，第II章からは，要精査基準に則り，精査不要とするものを正しく理解して，要精査率を上昇させない(偽陽性を少なく)努力を，そして，拾い上げるべき所見は正しく(偽陰性を少なく)判断できるように章立てした。また，要精査基準に入っていない症例で，検診でもよく見かける皮膚の所見などについても，その画像を示した。

今後，超音波検診がどのような位置づけになるか，厚生労働省のあり方委員会では引き続き検討を続けるという方針である。少なくとも任意型検診で超音波を使用するという状況においては，精査要・不要の判断を正しく行うのは必須である。本書がそうした状況で役に立つことができるとしたら嬉しい。

最後に，この本のコンセプトを思いついてから，多忙を言い訳に，実際に取り組みここまでくるのに数年が経過してしまったにもかかわらず，辛抱強くサポートくださった医学書院の阿野慎吾氏に厚く御礼申し上げます。

2016年　夏

角田博子・尾羽根範員

目次

I 検診についての10の基本

1. 検診についての基本的な考え方 2
2. 対策型検診と任意型検診 3
3. わが国における対策型乳癌検診のあゆみ 4
4. 検診におけるマンモグラフィという手法の利点と欠点 5
5. 乳房超音波検診の特徴 5
6. 検診の利益と不利益の考え方 6
7. 乳癌検診の不利益──過剰診断 6
8. 乳癌検診の不利益
   ──偽陽性と偽陰性，陽性反応適中度と陰性反応適中度 7
9. 乳癌検診におけるマンモグラフィと超音波検査の総合判定 8
10. 癌検診の有効性評価とバイアス 8

II 腫瘤

II章の使い方 12

1. 単純性嚢胞①
   正しくカテゴリー2判定として精査不要とする 14
2. 単純性嚢胞②
   点状高エコーを有する嚢胞は単純性嚢胞として扱う 22
3. 混合性パターン①
   嚢胞内腫瘤で5mm以下のものはカテゴリー2として精査不要とする ... 26
4. 混合性パターン②
   嚢胞内乳頭腫を考えるものはカテゴリー3として要精査とする 28
5. 混合性パターン③
   立ち上がりの平坦なものは嚢胞内乳癌を考えてカテゴリー4とする ... 36
6. 混合性パターン④　液面形成
   液面形成のみの腫瘤で，
   上層が無エコー，下層が低エコーの場合は，カテゴリー3
   上層が低エコー，下層が無エコーの場合は，カテゴリー2とする 40
7. 嚢胞内腫瘍か充実性腫瘍か迷う場合
   嚢胞内腫瘍か充実性腫瘍に嚢胞性部分が生じたものか判断に迷う場合，混合性パターン
   で評価せず，充実性パターンで評価してよい 46

8	典型的な粘液浮腫状の線維腺腫 カテゴリー2と判定して精査不要とする	52
9	典型的な硝子化した線維腺腫 カテゴリー2と判定して精査不要とする	60
10	典型的な濃縮嚢胞 カテゴリー2と判定して精査不要とする	64
11	明らかな浸潤所見を有する腫瘤 境界部高エコー像あるいは乳腺境界線の断裂のどちらかが断定できる場合は，カテゴリー4あるいはカテゴリー5として要精査とする	72
12	微細・点状エコーが複数存在する腫瘤 カテゴリー4または5として要精査とする	86
13	腫瘤の大きさと縦横比で評価される腫瘤① 5 mm以下の腫瘤は精査不要とする	90
14	腫瘤の大きさと縦横比で評価される腫瘤② 5 mmより大きく10 mm以下の腫瘤は原則として縦横比で評価する	96
15	腫瘤の大きさと縦横比で評価される腫瘤③ 10 mmより大きい腫瘤は原則として要精査とする	104

III 非腫瘍性病変

1	乳管拡張に関連する所見——正常のバリエーション 乳頭下の無エコーの乳管は正常のバリエーション	112
2	乳管拡張に関連する所見——要精査とすべき乳管 乳管内部に充実エコーがみられた場合は要精査とする	118
3	乳腺内低エコー域——正常のバリエーション，精査不要の低エコー域 両側，多発して見える低エコー域は正常のバリエーションのことが多い	128
4	乳腺内低エコー域——要精査とすべき低エコー域 区域性あるいは局所性に存在する場合は要精査とする	138
5	構築の乱れ US単独で要精査とできる症例は少ない	148
6	多発小嚢胞 多発小嚢胞単独病変は精査不要とする	156

IV その他

乳腺内外の明らかな精査不要所見
腫瘤や非腫瘍性病変として分類できない精査不変な所見を知っておこう ... 160

索引 ... 167

Column

1. 走査のコツを教えて 10
2. フォーカス1つで大違い 21
3. ドプラの使い方を教えて 45
4. エラストグラフィの使い方を教えて 59
5. エラストグラフィの評価について教えて 95
6. 「ビームコンパウンド」とは 110
7. 検査の環境について考えよう 117
8. どんな画像を記録すればいいの？ 127
9. 「ゲイン」と「ダイナミックレンジ」とは 155
10. 「ティッシュハーモニックイメージ」とは 158

I 検診についての10の基本

1 検診についての基本的な考え方

　わが国ではいろいろな癌検診が存在し，住民検診（対策型検診）や人間ドック（任意型検診）などでおなじみになっていると思います。改めて癌検診について，その基本的な考え方を整理してみましょう。

① ターゲットとなる癌の頻度が高いこと

　どの臓器の癌も避けたい，あるいは早期に発見して治療したいと考えると思いますが，検診ではターゲットとなる癌の頻度を考えることがとても重要です。きわめてまれなものを想定して，それを検出する手段を考えたとしても，一生その癌にかからない可能性が高いということであれば，その効率は非常に低く無駄が多いということになります。特に対策型検診では限りある税金を使うわけですから，疾患頻度の観点はきわめて重要です。

② 第一次予防ができない，あるいは難しいこと

　癌のリスクを知ってそれを回避することにより，その癌の発症を抑えることができれば，それに越したことはありません。これを「第一次予防」といいます。禁煙は多くの癌の第一次予防として重要で，特に肺癌における禁煙は，第一次予防の筆頭に挙げられます。乳癌のリスクを考えると，エビデンスグレードが確実，あるいはほぼ確実といわれているものは家族歴，出産・授乳歴（あるほうがリスクが低い），良性疾患の既往，長期のホルモン補充療法，初経・閉経年齢，出生時体重，閉経後肥満，アルコール摂取など，自身でコントロールできるものはわずかです。乳癌は一次予防のしにくい癌であるといえます。そこで二次予防，すなわち検診が重要となるわけです。

③ 早期に発見する安全で妥当な方法があること

　二次予防，つまり検診を行う場合の手法を考えてみましょう。安全で経済的にも負担のない程度で行えるものが選択されます。また，短時間で行えることも求められます。特に対策型検診では，多くの受診者に行える手法であることが必須となります。また，その方法で死亡率減少効果が証明されているという妥当性もきわめて重要です。乳癌に関しては，2016年7月の段階では，死亡率減少効果が証明されているのはマンモグラフィのみです。そのため，現在国際的にも乳癌検診の手法はマンモグラフィとなっているわけです。検診施設のなかには，任意型検診として，MRIやPETなどの高額で時間もかかる手法を行っているところもあります。マンモグラフィでは検出できず，別の手法で発見できる乳癌はたしかに存在します。そのような任意型検診を受診するかどうかは，各個人の判断となります。

④ 早期に検出し治療することで，死亡率を下げることができること

　せっかく早期に発見してもそれを治療して死亡を回避できなければ，発見しただけになってしまいます。乳癌は比較的ゆっくりと進行する癌であり，早期に発見し，治療して治せる癌だといわれてきました。たしかに乳癌の多くはその通りですが，急速に発育する乳癌や，逆に放置してもなかなか育たない癌があることもわかってきました。これについては，別項で説明します。

表1 対策型検診と任意型検診の違い

	対策型検診	任意型検診
別称	住民検診	人間ドック
英語名	Population-based screening	Opportunistic screening
対象者	定義に基づく住民全員	希望者
目的	対象集団全体の死亡率減少	受診者の死亡リスク
概要	公的医療サービス	医療機関や検診施設などの任意サービス
利益・不利益バランス	対象集団全体の利益・不利益バランス	個人

⑤ 総合的にメリット（利益）がデメリット（不利益）を上回ること

何事にも利点と欠点がありますが，癌検診も然りです。利益が不利益を上回って初めて真の利益があるということになります。これを"ネットベネフィット"とよびます。検診を語る際には最も重要な事項の1つといえます。これについても別項（6～8項，pp6，7）を参照してください。

以上，癌検診の基本的な考え方を整理してみました。癌検診にかかわる医療者には，職種に限らず，上記の5つをクリアして初めて癌検診が成り立つことを十分に理解することが求められます。

2 対策型検診と任意型検診

最初に検診の種類に関して説明しましょう。本書は，超音波検診を行う場合の要精査基準について説明していますが，これは対策型，任意型どちらの検診でも使っていただきたい内容です。しかし，読者の方々が携わっている検診が，対策型なのか任意型なのかをよく理解することはきわめて重要です（表1）。

対策型検診とは，住民検診とよばれる公的医療サービスです。その資源は一部あるいは全部が税金という公的資金から支払われます。私たちが希望するしないにかかわらず，あるいは対象になるかどうかとは無関係に（例えば，乳癌検診で男性や現在40歳未満の女性は対象になりません）資金が当用されます。定義に基づく（現在40歳以上の女性）住民全員が対象となります。

わが国の乳癌検診でいえば2016年7月現在では，40歳以上の女性の全員が対象となり，〇〇県△△市といったように市区町村ごとで行われています。対策型癌検診の目的は対象集団全体の当該癌の死亡率減少効果です。国際的には，多くの国が対策型検診としてマンモグラフィによる乳癌検診を取り入れています。

基本に立ち返り，なぜこのような検診が必要なのかを考えてみましょう。例えば，〇〇区である疾患の罹患率がきわめて高いとしましょう。この病気で亡くなっていく方が非常に多いので，区の産業を支える人，育児をする人などがすべて減少していくとした場合，それは個人の健康の問題ではなく，区全体の問題になってきます。そこで，この病気にかかりやすいかどうかの区別なく，住民全体が支払う税金が使われることになります。1人2人，早期で検出されたというだけではだめで，区民全体の死亡率減少が目的となるのです。

税金が使われる以上，当該癌の死亡率減少効果についてエビデンスのある方法であること

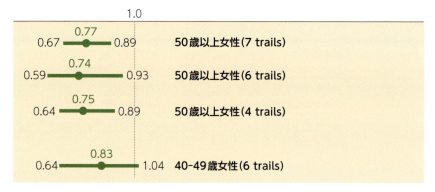

図1　乳がん検診における乳癌死亡率減少効果
（無作為比較試験の meta-analysis による相対リスク）
〔By US preventive Services Task Force（USPSTF）http://www.ahcpr.gov/slinic/3rduspstf/breastcancer/ より〕

が求められます．安全で比較的安価に行うことができ，数多くの人々に施行できる検査であることも重要です．また，利益不利益バランスもきわめて重要です．

これに対して，任意型検診は人間ドックなどと呼称される任意のサービスです．個人が自分の判断で，早期に病気を発見し治療して当該癌で死亡することを避けることが目的となります．受診は個人の希望で行われ，費用は全額を個人で負担します．もちろん，死亡率減少効果のある手法が使われることが望ましいのですが，その医療機関あるいは検診機関で目的に合致したものであると判断されれば，エビデンスのない手法が用いられることもあります．その場合，本来は，検診提供機関は死亡率減少効果がないことを受診者にあらかじめ知らせる義務があるのですが，多くの機関で行われていないのが現状です．受診希望者は，個人でその効果を見極めて受診することが求められます．

3 わが国における対策型乳癌検診のあゆみ

多くの国で乳癌の対策型検診として使われている手法はマンモグラフィです．しかし，わが国では，対策型としての乳癌検診は，1987年に第2次老人保健事業のもと，視触診によって開始されました．それから10年後，本当に視触診が有効であったかどうかの見直しが行われたのですが，視触診検診で検出された乳癌患者となんらかの症状を自覚して外来を受診した患者との死亡率について比較した結果，視触診による乳癌検診では検診の目的である死亡率減少効果が達成されていないという評価が下されたのです．この時点の研究で，すでに欧米では50歳以上の女性を対象としたマンモグラフィ検診の乳癌死亡率減少効果が証明されており（図1），わが国にもマンモグラフィを導入する根拠となりました．導入するにあたっては，厚生労働省（当時厚生省）による研究班が作られて研究討議が行われ，2000年に第4次老人保健事業として，50歳以上の女性を対象に，2年に一度のマンモグラフィ検診が行われることとなりました．しかし，日本女性の乳癌は閉経前の40歳代も多く，2004年には第5次老人保健事業として40歳以上の女性への導入が開始され，現在，40歳代の女性には内外斜位方向（medio-lateral oblique；MLO）撮影と頭尾方向（cranio-caudal；CC）撮影の2方向，50歳以上の女性にはMLO撮影1方向，2年に1回の体制で検診が行われています．

4 検診におけるマンモグラフィという手法の利点と欠点

　検診に利用するモダリティは，安全で安価に行えることが必要です。対策型検診では，多くの無症状の女性たちに行うのですから，その手法そのもののリスクが大きかったり，高額で費用対効果が悪かったりしたのでは施行することができません。また，比較的短時間で行えることも重要で，検査を行う医療者は，数，質ともに充足していることが求められます。

　マンモグラフィは精度よく撮影されていれば，乳房全体が1枚のフィルムに収められ，あとから振り返ることもできる客観的な優れた手法です。また一定時間に多数の受診者を撮影できる利点もあります。撮影時の圧迫が受診者にはややつらいところですが，これも乳腺を十分に押し広げ，重なりを少なくして病変を検出しやすくするためとあれば十分に許容範囲です。ただし，撮影被曝には注意が必要です。わが国の対策型検診の対象年齢は現在，40歳以上とされており，無症状の若い年代に検診手法としてマンモグラフィをむやみに利用することは避けなければなりません。40歳代は通常閉経前の年代であり，乳腺が豊富であるため，乳腺と類似のX線吸収を有する乳癌の検出が難しい状態にあります。乳腺実質と隣り合うあるいは重なり合う病変は，それとして同定できない場合もあり，検査の限界を知っておく必要があります。

5 乳房超音波検診の特徴

　乳癌検診の歴史は，欧米で始まります。欧米人の乳房は大きく比較的脂肪が多い乳房であることもあり，欧米での乳房検査は現在でもマンモグラフィが主体です。そこで過去，乳癌検診が死亡率減少効果を有するかどうかの検証はすべてマンモグラフィで行われました。わが国で視触診に替わる画像診断を導入したとき，死亡率減少効果を有する手法がマンモグラフィのみであったため，現在の対策型検診はマンモグラフィで開始されました。

　しかし，わが国において40歳代の閉経前女性においては，高濃度乳房の率が高く，正常乳腺組織と乳癌のX線吸収率が似ているために，マンモグラフィによる乳癌の検出が難しいという限界が生じています。この欠点を補い，高濃度乳房のなかの乳癌を検出する手段が超音波検査であるといえます。超音波検査は，正常乳腺組織と異なる超音波の反射を有する病変を効率よく検出できるという利点をもちます。画像を作る原理が異なるために，マンモグラフィでは検出できない浸潤癌も検出できるという利点を有するわけです。そして，わが国で超音波検査が乳癌の任意型検診に利用されてきた最も大きな理由の1つは，アジア女性の乳房が比較的小さく超音波検査に向いていること，それによってわが国では過去，優れた超音波検査技術を有する技師あるいは医師が多くいたことが挙げられると思います。本来，死亡率減少効果が判明していない手法を行う場合には，検診実施者は受診する女性たちにその旨を知らせておく義務があるのですが，おそらく多くの施設では，特に情報提供を行わずに実施してきていると思います。

　そうしたなか，マンモグラフィ単独とマンモグラフィに超音波検査を上乗せした場合とで，乳癌検診の有効性がどう異なるか，40歳代の女性を対象にしたランダム化比較試験（J-START）が行われ，マンモグラフィ単独に比べて，マンモグラフィに超音波検査を加えると乳癌検出率がきわめて高くなるという結果が示されました。一方で，超音波検診では非浸潤癌や浸潤癌のなかでもルミナルタイプといわれる発育の遅い乳癌が見つかりやすく，トリプルネガティブ乳癌などの死亡に結びつく乳癌が発見されにくいという報告もあり，超音波

検診が真に死亡率減少効果をもてるかどうか，今後の結果を慎重に見ていく必要があります。

6 検診の利益と不利益の考え方

「検診についての基本的な考え方」(p2)のなかでお話ししたように，検診には利益と不利益があり，その差をネットベネフィットとよぶ考え方が出てきました。利益は，癌を早期発見することでより早い治療に結びつけ死亡率減少効果を図ることです。癌を小さく見つけて乳房全摘出にならず温存療法を行うことや，化学療法などの全身治療を避けることなども利益の一部かもしれません。しかし，早期に診断しても必ずしも乳房温存術の適応にならない症例もあり，また，乳癌の種類によっては小さくても化学療法を行ったほうがよいものもあります。結局，利益は死亡率減少効果であるということになります。

これに対して，不利益は多くのことを考慮しなければなりません。最も大きな不利益は過剰診断(over diagnosis)です。これは一生臨床的に問題とならない乳癌を検出することをいいます(次項参照)。また偽陽性，偽陰性ももちろん問題です。検診の時点は，多くの症例で最終的には癌ではなかった所見も含めて要精査とせざるを得ません。これが偽陽性です。要精査となった後には，追加の画像診断や組織診などの検査が行われてその所見が癌なのか良性所見なのかを判定していくことになります。最終的に良性であればそれはよいことではありますが，しかし，実施された追加の検査は不要であったということにもなります。追加検査によって被曝するということもあるわけです。逆に検診には限界もあり，癌が存在していても検出困難な場合もあります(偽陰性)。また，要精査になることで被る精神的な影響も無視はできません。

単に検診において早期発見，早期治療というだけではなく，不利益も十分に理解して検診をいうものを考えていくときが来ているといえましょう。

7 乳癌検診の不利益─過剰診断

前項でネットベネフィットについて説明しました。ここでは過剰診断についてご説明したいと思います。癌のなかには，放置しても死に至らない癌も一定の割合で存在することがわかっています。きわめて早期の乳癌でゆっくり発育する場合，進行して症状が発現する前にほかの原因で死亡してしまうことも無視できない数で存在し，精査治療あるいはその時点での検出そのものが無意味ということになります。また，浸潤癌が発見されても，高齢ですでにほかの重篤な病気にかかっている場合なども同様です。これが過剰診断です。無症状の女性に"あなたは乳癌に罹っています"と診断することは，その女性の人生を左右するきわめて大きなことです。過去，すべての癌は早期癌から進行癌へ成長し，それが転移して命を奪う，癌の発見は早ければ早いほどよく，根絶やしにすればよいと考えられてきました。しかし，死には結びつかない癌が存在し，無症状のまま経過するものがあることは，その考えが一部には当てはまらないことを意味しています。乳癌のほかに，代表的なものとして，甲状腺癌や前立腺癌が挙げられます。すでに甲状腺癌では癌と診断されても1cm以下で甲状腺の被膜に接していないものなどでは，手術せず経過観察していく手段が専門家のコンセンサスを得られています。

しかし，ここで難しいことは，検出された個々の乳癌のどれが過剰診断であるかどうかは，厳密には断定できないということです。ただ，non-comedo typeの非浸潤性乳癌や高齢者

表2 偽陽性と偽陰性，陽性反応適中度と陰性反応適中度

がん \ 検査	陽性	陰性
あり	a	b
なし	c	d

のルミナルタイプの浸潤癌は，過剰診断になる可能性がきわめて大きいといえます。

　全く症状のない女性にマンモグラフィや超音波検査が行われ，悪性所見を指摘されて要精査となり，組織診で数mmの非浸潤癌が検出されたとしましょう。その女性は再発が心配で，希望して乳房全摘術が行われたとします。切除検体には全く癌はなく，組織診の針痕と瘢痕だけが残っていたというような事例がまれではなく生じています。癌の診断という意味では正しいのですが，その女性は，残りの人生を，乳房を失いまた再発を心配しながら生きていくという，これこそが過剰診断といえましょう。経済的な負担も大変だったかもしれません。手術後の痛み，違和感が残るかもしれません。検診は癌による死亡を回避する手法であることは確かですが，一方でこのような過剰診断という不利益もあるということを，検診に携わる医療者は真摯に受けとめ，また受診者である一般女性にも知っていただく必要があるでしょう。

8 乳癌検診の不利益─偽陽性と偽陰性，陽性反応適中度と陰性反応適中度

　偽陽性は本来癌ではない受診者が要精査となり，最終的には癌ではなかったことをいいます（表2のc）。逆に癌が存在するにもかかわらず，検診で検出できなかった場合は偽陰性となります（表2のb）。検査で陽性とされたなかで最終的に癌であった割合を陽性反応適中度（表2のa/a＋c），癌ではないものを正しく陰性と診断するものを陰性反応適中度（表2のd/b＋d）とよびます。

　これらはいずれも重要で，要精査率とも密接に連携します。乳癌だけを要精査とし，乳癌以外は100％精査不要とできればよいのですが，精密な画像診断を用い優れた診断を行ったとしても，一定の割合で偽陽性，偽陰性が生じます。偽陰性は"見落とし"と考えられがちですが，マンモグラフィなどを後から見ても検出できないこともあり，見落としではなく検査の限界といえます。見落としを恐れるばかり，良性と考えられる所見をも片っ端から拾い上げるという事象が生じると，逆に偽陽性が増えることになります。東京都のHP（http://www.fukushihoken.metro.tokyo.jp/kensui/gan/toukei/data/purosesu01_05.html）によれば，マンモグラフィによる乳癌検診の要精査率の許容値は11.0％，全国平均8.4％，東京都10.1％となっています。陽性反応適中度の許容値は2.5％であり，2011年度では全国平均3.8％，東京では3.4％という数値となっています。仮に要精査率10％，陽性反応適中度が4％であったとしましょう。これは何を意味するのでしょうか。検診を受診した10,000人の女性がいたとして要精査10％とすれば，精検受診率100％とした場合（実際には100％はありえませんが），1,000人の女性たちが精査機関を受診し，そのなかで実際に乳癌であるのは40人，残り960人の女性が精査機関を訪れ，結果的には不要であったなんらかの精査を受けることになるわけです。この数値を許容範囲とするかどうか，今後もさらなる検討が必要とは思いますが，現時点でのこの数値をよくかみしめる必要はあるのです。

9 乳癌検診におけるマンモグラフィと超音波検査の総合判定

　　現在，任意型検診として超音波検査を実施している施設で，マンモグラフィと超音波検査の両方を施行しているところも数多く存在します。もともと対策型検診に利用されてきたマンモグラフィの要精査基準があり，本書で紹介する超音波検診の要精査基準もあります。両方を行った場合，どちらかで要精査となったものを単純に足し合わせてよいものでしょうか。例えばマンモグラフィでは，境界明瞭な腫瘤が囊胞であるか，または充実性腫瘤であるかを判定することは困難です。それは囊胞と充実性腫瘤のX線吸収がきわめて近いために区別ができないという理由から来ています。しかし，囊胞と充実性腫瘤の超音波の反射は大きく異なるため，超音波検査によってこの2つを診断するのは容易です。単純性囊胞はまず悪性の可能性はないので，マンモグラフィでは要精査とせざるをえない境界明瞭な腫瘤が，超音波では良性と断定して精査不要にできるわけです。このように，マンモグラフィと超音波検査を検診として両方行った場合には，たとえ一方で要精査となったとしても，総合的には精査不要とできる場合がかなりあるといえます。本書では超音波単独の精査基準について説明していきますが，もしマンモグラフィと超音波の両方を行っているのであれば，日本乳癌検診学会から総合判定基準が出されていますので，それにも習熟し，不要な精査を減らしていく努力が必要です。

10 癌検診の有効性評価とバイアス

　　ここで癌検診の有効性を評価する場合，知っておくべきことを整理してみましょう。
　　"検診で1cmの乳癌が発見された女性が亡くなるまでの期間が，2cmの乳癌を自覚してから外来受診した女性の亡くなるまでの期間より長いので，この検診は有効である"という仮説は正しいでしょうか。つまり，小さく見つければ見つけるほど寿命が長いので有効であるということが正しいかという設問です。答えはNoです。なぜかといえば，1cmの乳癌が2cmになるまでに一定の時間がかかるので，検診の効果がなかったとしても癌発見から死亡までの時間は長くなるはずだからです。図2をみてください。Aの場合，見かけ上，検診による癌発見から死亡までの期間は自覚して癌を発見してから死ぬまでの期間より長くなっています。しかし，癌の発見が前倒しになっているだけで，死亡の時期は同じです。Bのようにならなければ有効とはいえないわけです。したがって，検診発見乳癌と自覚発見乳癌の女性の死亡までの期間を単に比較したような研究では，検診の有効性を図ることはできないのです。これを lead-time bias と呼んでいます。
　　また，定期的に行われる検診で発見される癌は，成長速度の遅いものが多く含まれる可能性があります。成長速度の速いものほど予後が悪いので，検診発見癌と自覚発見癌での予後を比較した研究では，予後の違いが検診の効果なのか，もともと各々で発見される癌の成長速度の違いによるものか判別が難しくなります。これを length bias といいます。
　　このほか，任意型検診では，もともと健康に関心のある集団であるとか，家族歴が濃厚な女性が受診するといったような selection bias も存在します。さらに検診を行うことでさまざまな効果の報告がありますが，これも鵜呑みにはできません。多く報告されるものは肯定的なものが多く，否定的な結果であったものは報告されにくいということもあるからです。これを出版 bias といいます。
　　有効性評価に関する評価では，上記のような bias が少ない手法を選ぶ必要があります。

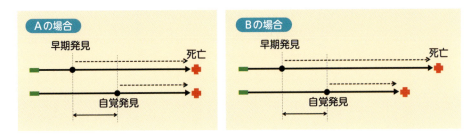

図2 lead-time bias
受診者と非受診者の生存期間比較の際に問題となる

　ランダムに割り付けられた2つの群を前向きに比較するランダム化比較試験が，最もbiasの少ないエビデンスの高い手法ですが，J-STARTはこの方式で行われています．あと10年もすれば，40歳代女性に対して超音波検査の追加が，真に死亡率減少をもたらすかどうか判明することになるでしょう．

Column　　　1．走査のコツを教えて

　走査はいくつかの注意点を守れば決して難しくはありません。通常，探触子は密着する程度にごく軽く圧迫するぐらいです。厚い乳腺などで超音波の透過性が悪い場合に，多少圧迫することもありますが，患者さんが痛がるほど押し付けるのは論外です。重要なのは乳房の皮膚に垂直に当て，十分な超音波ビームが送入できるようにすることですが，乳房は隆起があり，よく動くこともあって垂直に当てて走査するのは意外と難しいのです。高齢者や大きな胸の方では体側へ流れやすいですが，枕や丸めたバスタオルなどを背中の下に入れて患者に体を傾けてもらうと走査しやすくなります。探触子の角度はフォーカスと同様，画像に大きな影響を与えることをぜひ知っておいてください。

　見落としを防ぐためには走査範囲を広くします。脂肪織ばかりだと思える部分にひと走査を加えることが必要で，頭側は鎖骨，尾側は乳房下溝，外側は中腋窩線，内側は胸骨を目安として広めに走査します。乳頭直下は探触子の密着が悪くて良好な画像が得られず見落としやすいので，横からのぞきこむような走査が必要となります。連続した走査のなかでうまく見えなくても走査し直せばいいので，まずは見えなかったということを認識することが必要です。見落としやすい部位を経験者に聞いてみると，乳頭直下と辺縁に意見が集中するようで，意識して観察するという姿勢が重要となります。

腫瘤 II

II章の使い方

　II章では腫瘤，III章では非腫瘤性病変の症例提示を中心に解説していく．II章の項目立ては『乳房超音波診断ガイドライン 改訂第3版』に掲載されている腫瘤の要精査基準のフローチャート（図1）に準拠している．

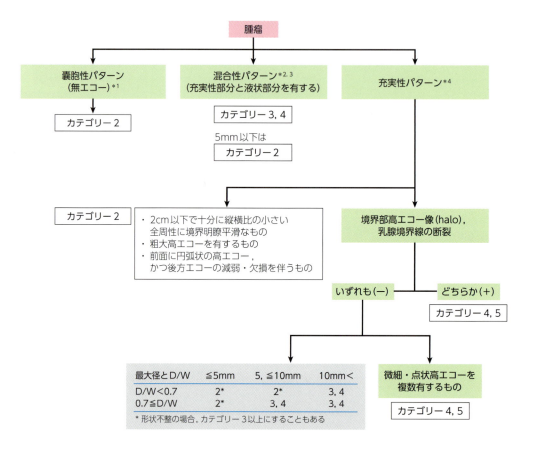

*1：嚢胞壁に点状高エコーを有するものを含む．
*2：嚢胞内腫瘤のカテゴリー判定．
　　1）5mm以下の病変はカテゴリー2とする．
　　2）充実性部分の立ち上がりが急峻なものはカテゴリー3とする．
　　3）立ち上がりがなだらかなものはカテゴリー4とする．
*3：液面形成のみのものもここに含まれる．
　　無エコー部分が上層の場合はカテゴリー3，下層の場合はカテゴリー2とする．
*4：充実性腫瘤内に液状部分を有するもの，あるいは，嚢胞外に充実性部分が浸潤していると思われる所見がある場合は充実性パターンに準じて評価する．

図1　腫瘤の要精査基準
〔『日本乳腺甲状腺超音波医学会編：乳房超音波診断ガイドライン，改訂第3版，p.112，2014，南江堂』より許諾を得て改変し転載〕

また，Ⅱ章の各項目冒頭に提示している"decision tree"は，フローチャートのどの部分に着目しているかを示したものである．
　例として，腫瘤4，腫瘤15の"decision tree"を図2，3に示す．
　読者には，『木（"decision tree"）を見て森（要精査基準のフローチャート）を見ず』にならないよう，全体像を把握しつつ，それぞれの部分について理解を深めていただきたい．
　なお，症例の説明の最後に記載したカテゴリーはBモードによる判定である。

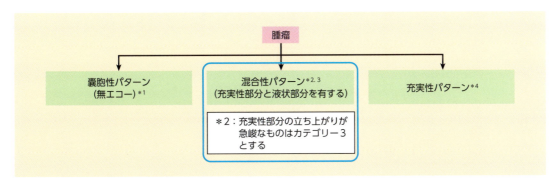

図2　腫瘤4　混合性パターン②のdecision tree
〔「日本乳腺甲状腺超音波医学会編：乳房超音波診断ガイドライン，改訂第3版，p.112，2014，南江堂」より許諾を得て改変し転載〕

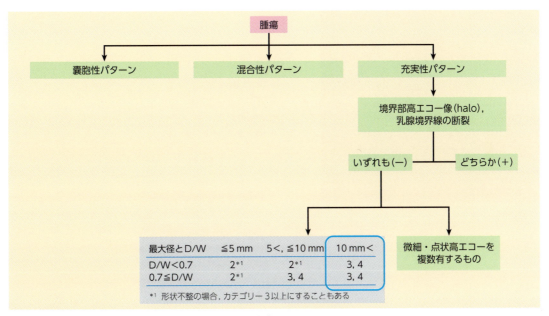

図3　腫瘤15　腫瘍の大きさと縦横比で評価される腫瘤③のdecision tree
〔「日本乳腺甲状腺超音波医学会編：乳房超音波診断ガイドライン，改訂第3版，p.112，2014，南江堂」より許諾を得て改変し転載〕

腫瘤1 → 単純性囊胞①
正しくカテゴリー2判定として精査不要とする

✓ decision tree

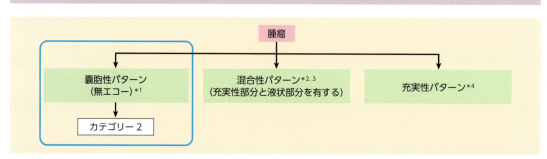

〔「日本乳腺甲状腺超音波医学会編：乳房超音波診断ガイドライン，改訂第3版，p.112，2014，南江堂」より許諾を得て改変し転載〕

✓ 囊胞のUS画像の典型例（37歳，検診例）

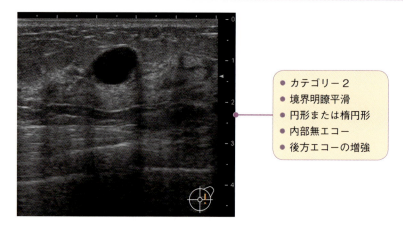

- カテゴリー2
- 境界明瞭平滑
- 円形または楕円形
- 内部無エコー
- 後方エコーの増強

✓ 典型的な嚢胞の US 所見の説明

① 内部無エコーの理由
　超音波は異なる物質が混在していると反射または散乱が起こり，その反射波を装置が受信して輝点として表示し断層像が得られる。嚢胞内は通常，均一な液体が貯留しているので反射や散乱が起こらず無エコーとなる。

② 後方エコーが増強する理由
　生体内を進むと超音波が減衰していき，深いところからの反射信号は弱くなる。そのままでは深部が暗くなって観察できないため，浅部から深部まで均一な画像として得られるよう，STC (sensitivity time control) によって装置が自動的に深部からの信号の増幅を強めている。嚢胞内では周囲の組織と比べて減衰がきわめて弱いため，一様に増幅されると同じ深さの周囲組織と比べて増幅が過剰となりエコーレベルが高くなる。そのため嚢胞の後方エコーは増強される。

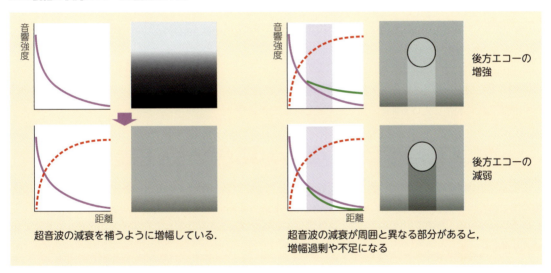

③ 外側陰影のできる理由
　外側陰影は，腫瘤の側方境界の深部方向に存在する音響陰影をいう。通常，腫瘤側面が平滑な場合に，超音波のビームが全反射するために筋状の無エコーとして描出される。典型的な嚢胞では，嚢胞内の音速が遅く境界が平滑であるために外側陰影が生じることが多い。

✓ 囊胞のできる過程のシェーマ

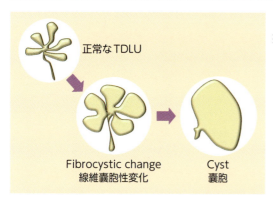

TDLU (terminal duct lobular unit)の腺腔が拡張と癒合を繰り返して，大きな囊胞が形成される

✓ 囊胞について知っておきたいこと

- 好発年齢：35～50歳
- 超音波の正診率：96～100％
- 月経前に最大となる：周期で大きさが変わる
- 閉塞した乳管から生じる乳管の拡張・分泌と吸収の不均衡

✓ 多重反射で囊胞内にエコーが生じる場合があることを理解する

　探触子と境界面の間や生体内の強い反射面の間で超音波が何回も往復することを多重反射という。この現象で生じるアーチファクトが囊胞のなかに描出され，本当は無エコーなのに内部にエコーがあるように見えてしまうことがある。多重反射は深さ方向に等間隔に生じるので，これを理解して充実性腫瘤と正しく鑑別する必要がある。

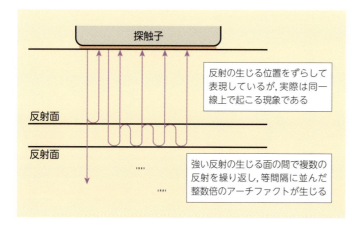

● 症例1　嚢胞

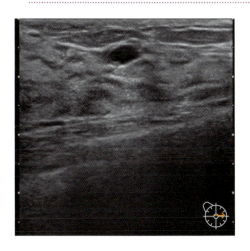

小さい内部無エコーな腫瘤。単純性嚢胞の代表的な画像。

精査不要　カテゴリー2

● 症例2　嚢胞

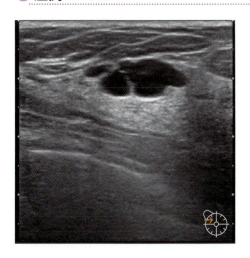

ややいびつで分葉するような形を呈する腫瘤として示される。隔壁があるようにも見えるし，小さいものが集簇していると解釈してもよい。内部は無エコーで境界はきわめて明瞭であり，単純性嚢胞としてよい。

精査不要　カテゴリー2

● 症例3　しこりを自覚した臨床例，多房性の嚢胞（38歳）

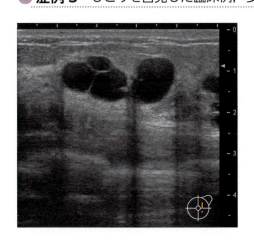

多房性の内部無エコーの嚢胞。充実成分は認められない。

精査不要　カテゴリー2

● 症例 4 　しこりを自覚した臨床例，多房性の囊胞（39 歳）

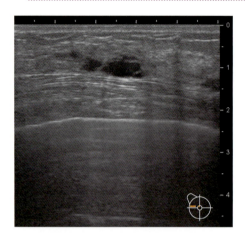

やや扁平で内容液が少なく，緊満感に乏しい多房性囊胞。

精査不要　カテゴリー 2

● 症例 5 　隔壁のある囊胞

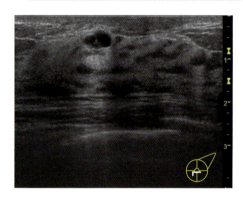

小さく隔壁があるように見える。しかし隔壁は平滑で薄く内部エコーは基本的には無エコーであり，囊胞としてよい。

精査不要　カテゴリー 2

● 症例 6 　しこりを自覚した臨床例，隔壁のある多房性囊胞（39 歳）

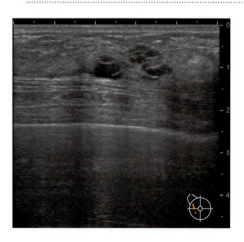

細かな隔壁様構造が見える多房性囊胞。

精査不要　カテゴリー 2

●症例7　多発嚢胞

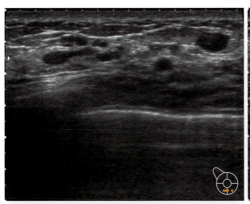
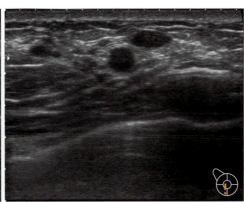
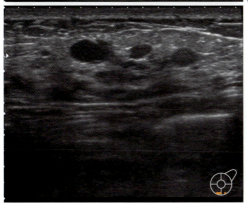

　両側乳房に多発する嚢胞がある。嚢胞の大きさはそれぞれ異なることも多い。内部エコーが完全に無エコーではないものも混在しているが，ミルクが貯留していることもよくある。形状も円形のものから楕円形，やや不整なものも混在することがあるが，多発嚢胞としてよい。決して要精査としない。

精査不要　カテゴリー2

●症例8　多重反射を有する嚢胞

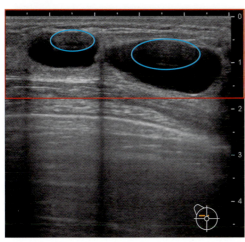
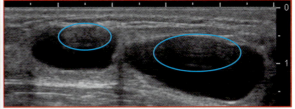

　腫瘤内に内部エコーがあるように見えるが，腫瘤内の多重反射による。多重反射の性質上，探触子からの距離が近い浅部にあると見えやすく，深部になるほど信号が弱くなり見えにくくなる。

精査不要　カテゴリー2

● 症例 9　多重反射を有する囊胞

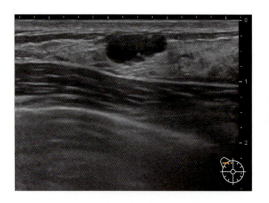

内部に見える多重反射は，囊胞の大きさによらない。しかし小さい囊胞では，多重反射の占める割合が大きくなるため，全体に充実性病変のように見えてしまうことがあり，注意が必要である。この症例は一部隔壁が腫瘤内に見えているが，これも囊胞でよい。

精査不要　カテゴリー 2

● 症例 10　多重反射を有する囊胞

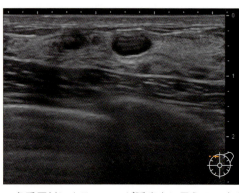 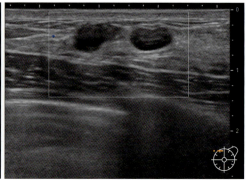

多重反射によるエコーが腫瘤内に見える。病変は無エコーであり，カラードプラでは当然血流は検出されない。

精査不要　カテゴリー 2

Column　2. フォーカス 1 つで大違い

　観察部位にフォーカスを合わせることは走査の基本です。画像の分解能が高くなりフォーカスの合っている部分の精度が高い反面，フォーカスが合っていない部分では画像の精度が低く，腫瘤の辺縁などの性状が正しく判読できません。以下に脂肪織と紛らわしい線維腺腫の例を示します。フォーカスの合っていない画像で腫瘤の存在が認識できるでしょうか。

　ただ，フォーカスを気にするあまり，いちいち画面のフォーカス表示を確認していては，探触子の手元を頻繁に確認しているのと同じで，肝心の観察がおろそかになってしまいます。ぜひ画像のぼけ具合でフォーカスが外れていることに気づくことができるようになってください。

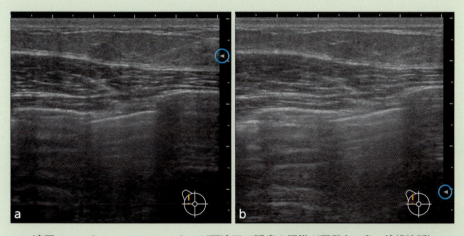

a：適正フォーカス，b：フォーカスが不適切で腫瘤の認識が困難（36 歳，線維腺腫）。

腫瘤2 → 単純性嚢胞②
点状高エコーを有する嚢胞は単純性嚢胞として扱う

✓ decision tree

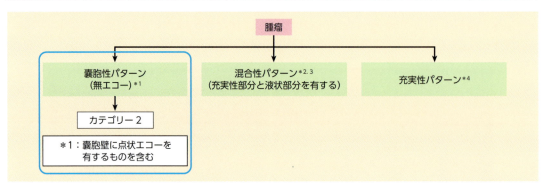

〔「日本乳腺甲状腺超音波医学会編:乳房超音波診断ガイドライン,改訂第3版,p.112,2014,南江堂」より許諾を得て改変し転載〕

✓ 点状高エコーを有する嚢胞の典型例

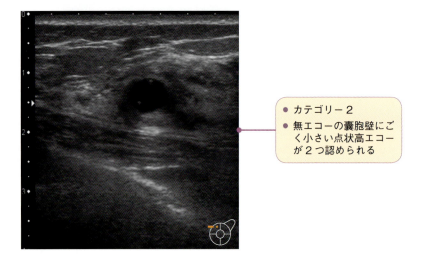

- カテゴリー2
- 無エコーの嚢胞壁にごく小さい点状高エコーが2つ認められる

✓ なぜ点状高エコーは精査不要としてよいか

　通常の単純性嚢胞を裏打ちする上皮は平坦化しているか，アポクリン化生を示す．注意して見てみると，乳頭状アポクリン化生(papillary apocrine metaplasia；PAM)した嚢胞上皮が嚢胞内のごく小さい点状高エコーとして描出されることが少なくない．嚢胞内乳頭腫や嚢胞内乳癌と異なり，アポクリン嚢胞における嚢胞内エコーはごく小さく，血流をもたない．

✓ 点状高エコーを有する嚢胞をカテゴリー2とする意義

　単純性嚢胞やアポクリン嚢胞を精査不要とする意義はきわめて大きい．なぜならば，検診において嚢胞はきわめて頻繁に認められ，これらを要精査とするようなことがあれば，全く不必要な精査を行うことになるからである．また，この考え方は検診のみならず，日常診療においても同じであり，これらの症例を細胞診の適応にするようなことがあってはならない．

● 症例 1　点状高エコーを有する囊胞

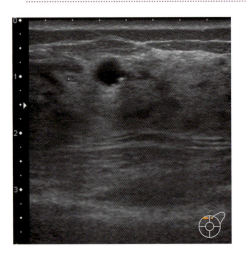

　典型例の1つ。ここまで高エコーであると，分泌型の石灰化の可能性もある。充実性病変として認識されるエコーはない。内部は無エコーで後方エコーは増強している。

　精査不要　カテゴリー 2

● 症例 2　点状高エコーを有する囊胞

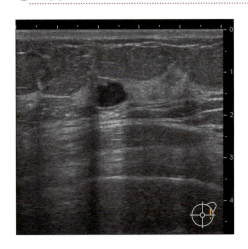

　囊胞をよく見ると，このような点状高エコーを有するものは意外に多い。カテゴリー 2 として精査にしない。

　精査不要　カテゴリー 2

● 症例 3　点状高エコーを有する大きな囊胞

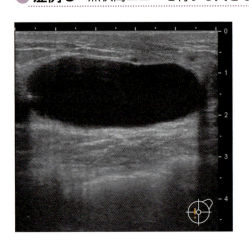

　点状高エコーを有する囊胞は大小いずれもありうる。

　精査不要　カテゴリー 2

● 症例 4 点状高エコーを有する小さい囊胞

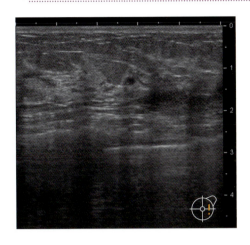

　ここまで小さい囊胞であると，後方エコーがはっきり増強しないものも多い。しかし，基本は典型例（p22）と同一である。

精査不要　カテゴリー2

● 症例 5 やや壁が厚い点状高エコーを有する囊胞

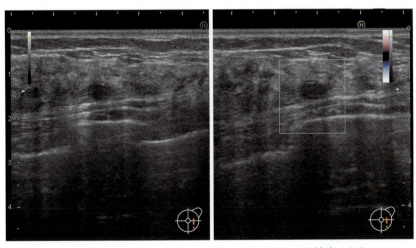

わずかに壁が厚く見えるものもある。内部に血流はもちろん検出されない。

精査不要　カテゴリー2

腫瘤3 ➔ 混合性パターン①
嚢胞内腫瘤で5mm以下のものはカテゴリー2として精査不要とする

✓ decision tree

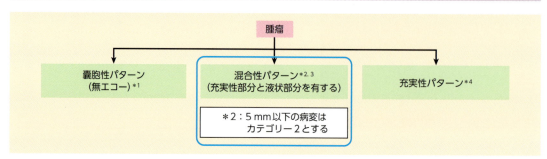

〔「日本乳腺甲状腺超音波医学会編：乳房超音波診断ガイドライン，改訂第3版，p.112，2014，南江堂」より許諾を得て改変し転載〕

　嚢胞内腫瘤で5mm以下のものは基本的に精査不要と判断する。嚢胞内に充実エコーを有するもので5mm以下のものは濃縮嚢胞の頻度が圧倒的に高い。濃縮されたミルクなどの内容物が嚢胞内腫瘤として描出される。ごく小さい嚢胞内乳頭腫や嚢胞内乳癌の可能性もあるが，境界明瞭な嚢胞内に存在する非浸潤性乳管癌(ductal carcinoma in situ；DCIS)の場合，生命予後に影響を与える病変とは考えられない。大量の偽陽性を生み出すのみならず，仮にDCISであったとしても，過剰診断の原因の筆頭となる。したがって，このような腫瘤はカテゴリー2と判定する。

✓ 5mm以下の嚢胞内腫瘤

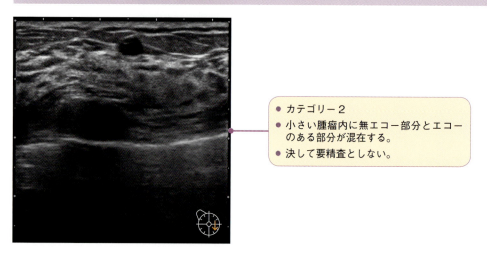

- カテゴリー2
- 小さい腫瘤内に無エコー部分とエコーのある部分が混在する。
- 決して要精査としない。

● 症例 1　5 mm 以下の囊胞内腫瘤（44 歳）

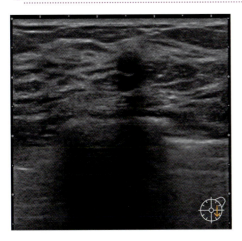

　小さい腫瘤で，囊胞内腫瘤としてよいか充実性腫瘤としてよいか迷う症例も多い。よく見ると無エコー部分も混在して見える。このような症例は充実性腫瘤としても，decision tree の最後の表のところでカテゴリー 2 と判定され，結論は同じになる。

精査不要　カテゴリー 2

● 症例 2　5 mm 以下の囊胞内腫瘤（44 歳）

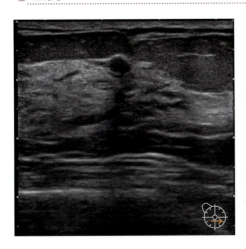

　症例 1 と同様に小さい腫瘤で，囊胞内腫瘤としてよいか充実性腫瘤としてよいか迷う。いずれにしてもカテゴリー 2 と判定してよい。

精査不要　カテゴリー 2

● 症例 3　多発囊胞の一部に 5 mm 以下の囊胞内腫瘤（37 歳）

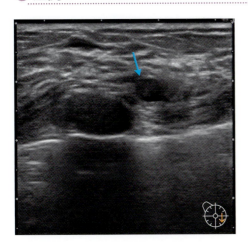

　2 つの腫瘤が描出されている。→は 5 mm 以下の囊胞内腫瘤で，上層にエコーをもつ乳瘤と診断できる。隣接して 1 cm 強の内部低エコーの腫瘤が存在する。内部は上層から深部に行くに従いエコーレベルが低くなり，内部は濃縮されたミルクを考えさせる所見となっている。精査不要である。

精査不要　カテゴリー 2

腫瘤4 ➔ **混合性パターン②**
嚢胞内乳頭腫を考えるものはカテゴリー3として要精査とする

✓ decision tree

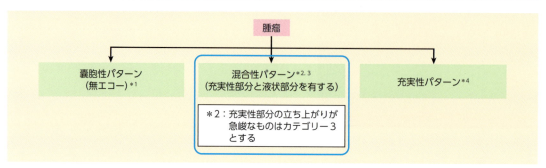

〔「日本乳腺甲状腺超音波医学会編：乳房超音波診断ガイドライン，改訂第3版，p.112，2014，南江堂」より許諾を得て改変し転載〕

✓ 嚢胞内乳頭腫のUS画像の典型例

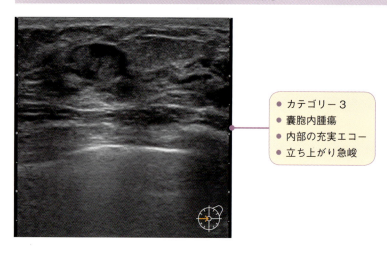

- カテゴリー3
- 嚢胞内腫瘍
- 内部の充実エコー
- 立ち上がり急峻

✓ 嚢胞内乳頭腫と嚢胞内乳癌の鑑別

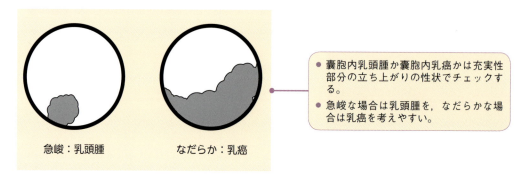

- 嚢胞内乳頭腫か嚢胞内乳癌かは充実性部分の立ち上がりの性状でチェックする。
- 急峻な場合は乳頭腫を，なだらかな場合は乳癌を考えやすい。

✓ 嚢胞内乳頭腫と乳管内乳頭腫

　乳管内乳頭腫は乳管内に増殖する良性乳頭状の腫瘍であり，乳管が嚢胞様に拡張したなかに存在する乳頭腫は嚢胞内乳頭腫とよばれる．したがって，本態は病理学的には同一であり，肉眼的形態により乳管内乳頭腫ないし，嚢胞内乳頭腫とよばれるかに分かれる．

✓ 嚢胞内乳頭腫（乳管内乳頭腫）について知っておきたいこと

- 乳管内に増殖する良性乳頭状の腫瘍
- 線維血管茎を有する
- 30〜50歳代にかけて好発する
- 発生部位により中枢型と末梢型に分けられる
- 乳頭近くの太い乳管に形成された場合には，血性乳頭分泌を主訴とすることが多い

✓ 中枢型乳頭腫と末梢型乳頭腫

　乳頭乳輪下の近位の太い乳管内に発生したものを中枢型，細い末梢乳管に発生したものを末梢型とよぶ．末梢型は多発することが多く，異型乳管過形成やDCISを伴うことも少なくなく，臨床的意味が異なるので注意する必要がある．新WHO分類では，papilloma with ADH (atypical ductal hyperplasia) /DCISという新しい分類ができている．

✓ 嚢胞内乳頭腫のUS所見の説明

① 嚢胞内乳頭腫の内部エコーが比較的高い理由

　乳管内乳頭腫は血管結合組織性の茎を有し，また細かな乳頭状構造を呈し後方散乱や反射が多く生じるため，内部エコーは比較的高くなるともいわれている．しかし実際には，内部エコーで嚢胞内乳頭腫と嚢胞内癌を鑑別するのは難しい．

② 嚢胞内腫瘍が外に浸潤しているように見える場合でもカテゴリー5とはしない理由

　『乳房超音波診断ガイドライン』の初版では，被膜を破って充実性病変が外に進展しているように見えた症例は，カテゴリー5としていたが，以下の理由により，改訂第3版ではカテゴリー4に変更された．その理由として2つが考えられる．

　1つは嚢胞内乳頭腫の周囲の変化と偽浸潤による．嚢胞内乳頭腫あるいは乳管内乳頭腫の辺縁には，しばしば間質の硝子化や硬化性変化が生じることが知られている．また硬化に巻き込まれた上皮が偽浸潤を形成することがある．これらの変化によって，超音波画像もまた多彩となる．嚢胞内から周囲に浸潤しているように見える場合もあり，乳頭腫と乳癌の鑑別が難しくなる症例もある．

　もう1つは，嚢胞内乳頭腫から連続する乳管内に増殖性病変が連なり，実際には良性の乳管内病変にもかかわらず，乳癌で被膜外に浸潤しているものと区別がつかないことが挙げられる．

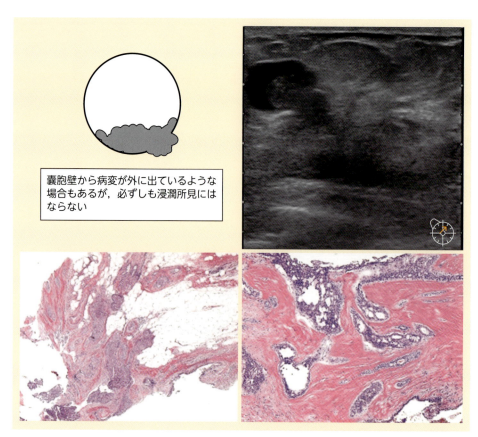

嚢胞壁から病変が外に出ているような場合もあるが,必ずしも浸潤所見にはならない

〔河内伸江,角田博子,松田直子,他.構築の乱れを呈した両側乳管内乳頭腫の1例.乳腺甲状腺超音波医学 2:17-22, 2013より転載〕

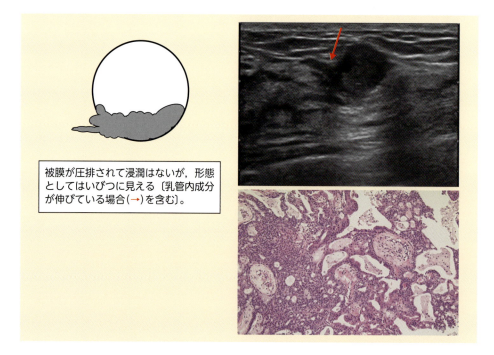

被膜が圧排されて浸潤はないが,形態としてはいびつに見える〔乳管内成分が伸びている場合(→)を含む〕。

症例1　臨床例，腫瘤自覚，嚢胞内乳頭腫（31歳）

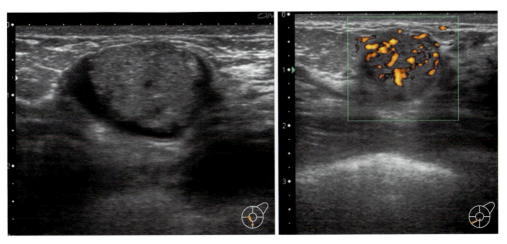

嚢胞内のかなりの部分を占める乳頭状の充実性腫瘤が描出されている。立ち上がりはかなり急峻で，内部エコーは比較的高い。充実部分は比較的不均一なことも多い。カラードプラでは，内部に豊富な血流を見ることが多い。

要精査　カテゴリー3

症例2　臨床例，嚢胞内乳頭腫（45歳）

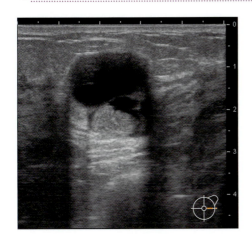

分葉する嚢胞内に，立ち上がりの急峻な充実性腫瘤が認められる。まず嚢胞内乳頭腫を考えたい所見である。

要精査　カテゴリー3

● 症例 3　精査例，検診 MG で要精査，囊胞内乳頭腫（67 歳）

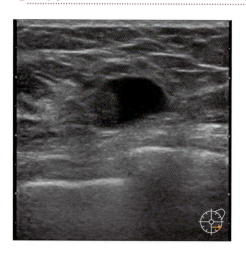

　囊胞内に充実性腫瘤が認められる。立ち上がりは比較的急峻であるが，やや不明瞭にも見え，囊胞内乳癌の可能性も考慮したい。

要精査　カテゴリー 3

● 症例 4　臨床例，乳頭直下の近位部囊胞内乳頭腫（64 歳）

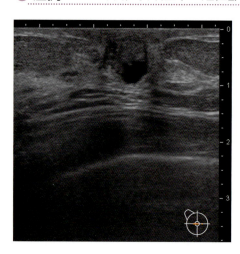

　乳頭直下の乳管洞内に立ち上がりの急峻な充実エコーが認められる。乳頭直下にこのような形で認められることも少なくない。超音波検査では，乳頭直下は乳頭周囲の空気の入り込みで腫瘤の検出が難しいことがあるので，注意を要する。一連の走査とは別に改めて斜めからのぞきこむようにして乳頭直下を検査するとよい。分泌があるような症例は特に慎重に検査したい。

要精査　カテゴリー 3

● 症例 5　臨床例，腫瘤自覚，比較的大きな囊胞内乳頭腫（41 歳）

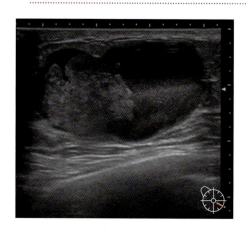

　囊胞内腫瘍の良悪性に，囊胞や囊胞内の充実性部分の大きさは関係なく，比較的大きいものも決してまれではない。大きいものは自覚されることが多いので検診症例では少ないが，自覚していても検診を受診する例もあり，大きいものは乳癌であると誤解しないようにしたい。

要精査　カテゴリー 3

● 症例6　臨床例，血性分泌自覚，囊胞内乳頭腫（48歳）

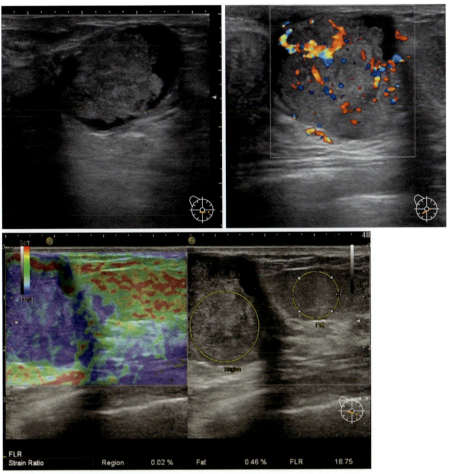

　囊胞内に充実性腫瘤が認められる。立ち上がりは急峻で，Bモード像は典型といってよい。カラードプラでは血流が多い。エラストグラフィではひずみの低下が強い。FLR（fat-lesion ratio，脂肪と病変のひずみの比で，日立アロカメディカル社製のものでは，5を境にそれより大きいもので，より悪性の可能性を考慮するとされている）は18.75である。囊胞内乳頭腫はエラストグラフィでは偽陽性になりやすい病変の1つで，エラストグラフィで鑑別するのは難しい。

　要精査　カテゴリー3

●**症例7** 臨床例，検診MGで腫瘤を指摘されたが放置，その後腫瘤を自覚して来院，複数の囊胞内乳頭腫（44歳）

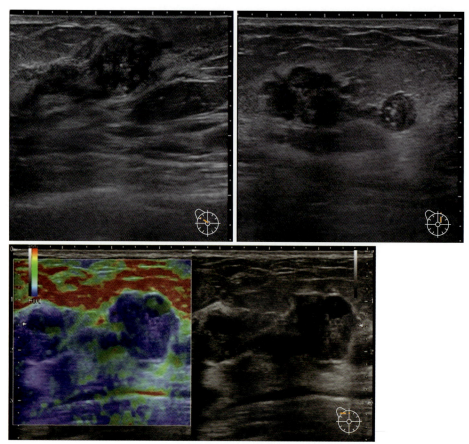

　乳頭腫が複数存在することもよく経験する。この症例では，乳頭直下の腫瘤は拡張乳管で乳頭に連続し囊胞性腫瘤を考えるが，近接して不整な低エコー腫瘤や石灰化を有する腫瘤も存在し，浸潤癌も鑑別に挙がる。エラストグラフィではいずれの腫瘤にもひずみの低下が見られ，さらに診断を難しくしている。多発する乳管内乳頭腫であった。

要精査　カテゴリー4

● 症例 8　臨床例，囊胞自覚，アポクリン囊胞（45 歳）

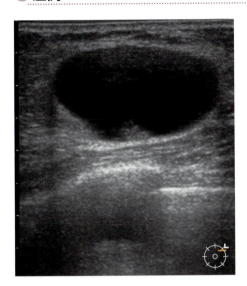

　囊胞内乳頭腫様に見える症例で，実際には明らかな新生物としての増殖のない疾患もある。その 1 つがアポクリン囊胞である。通常，囊胞内に突出するエコーが明らかな充実性病変として認識されず，点状高エコーのように見えることが多く，そのようなものは最初から精査の対象にならないが，この症例のように充実性部分が大きくなると，アポクリン囊胞として断定できなくなる。この症例は臨床症例で，本人がかなり気にしていたために内容液を穿刺吸引し，アポクリン囊胞の診断がついている。

要精査　カテゴリー 3

● 症例 9　臨床例，腫瘤自覚，アポクリン乳頭腫（39 歳）

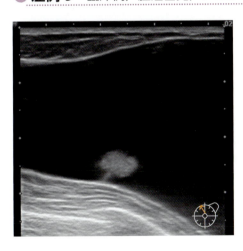

　大きな囊胞内に有茎性の乳頭状小腫瘤が存在し，囊胞内で揺れていた。まれな症例ではあるが，きわめて立ち上がりが明瞭であるといえる。この症例は臨床症例で，このような大きな囊胞の場合はまず自覚されるものと思うが，知っておいてもよい症例である。非常に細い茎がありこれであればカテゴリー 2 としてよい。検診なら精査不要だが，症状があれば穿刺排液の対象となる。

腫瘤5 → 混合性パターン③
立ち上がりの平坦なものは囊胞内乳癌を考えてカテゴリー4とする

✓ decision tree

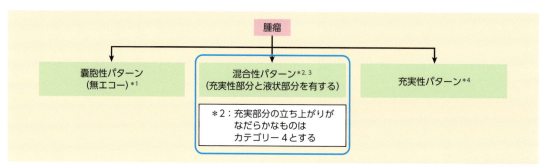

〔「日本乳腺甲状腺超音波医学会編:乳房超音波診断ガイドライン,改訂第3版,p.112, 2014, 南江堂」より許諾を得て改変し転載〕

✓ 囊胞内乳癌の典型例

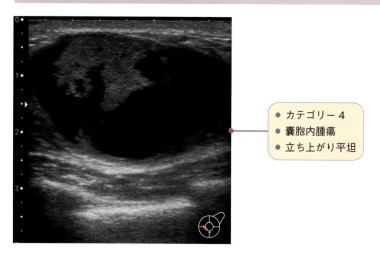

- カテゴリー4
- 囊胞内腫瘍
- 立ち上がり平坦

✓ 囊胞内乳癌の超音波所見

　囊胞内に突出する充実性病変が平坦で囊胞壁を這うような形状の場合,囊胞内乳頭腫よりも囊胞内乳癌を考えるとされているが,その鑑別は必ずしも容易ではない。

　過去に囊胞の大きさ,充実性部分の大きさや内容液の量,液面形成などが良悪性の鑑別診断に有用ではないかという研究が行われているが,いずれも決定打に欠ける。

✓ 形態学的診断と病理組織学的診断の相違

　嚢胞内乳癌という用語は形態学的診断であり，病理組織診断には嚢胞内乳癌という診断用語はない。癌が拡張した嚢胞壁のなかに限局している場合は，病理組織学的には非浸潤性乳管癌，DCIS であり，壁外へ浸潤している場合には浸潤癌となる。日本乳癌学会の病理診断でいえば，非浸潤の場合には DCIS，浸潤していれば乳頭腺管癌に分類される。WHO 分類『World Health Organization Classification of Tumors 4th Edition』では DCIS, invasive carcinoma of no special type (NST), invasive papillary carcinoma, intraductal papillary carcinoma, encapsulated papillary carcinoma, encapsulated papillary carcinoma with invasion などに分類される。

✓ 嚢胞内癌の浸潤の有無を超音波で診断できるか

　超音波上，浸潤しているかどうかの判断は，明らかな嚢胞外浸潤部分が診断できる場合以外にはきわめて難しい。全周を注意深く見ていくことが重要ではある。しかし，乳管内乳頭腫で偽浸潤していたり，乳管内増殖性病変が被膜浸潤様に見えたりする場合は偽陽性となり，逆に被膜が断裂なく境界明瞭に見えてもミクロレベルでの浸潤は診断困難である。

　なお，「嚢胞内乳癌」という形態学的診断用語は狭義では DCIS を指し，浸潤している場合には「嚢胞内乳癌」とはしないという説もあるが，これも完全に受け入れられているわけではない。筆者らは，超音波上で明らかな嚢胞内腫瘤を形成し乳癌を考える場合には，「嚢胞内乳癌」という用語を用いてよいと考えている。

● 症例 1　精査例，分泌を自覚，囊胞内乳癌（非浸潤性乳管癌）（43歳）

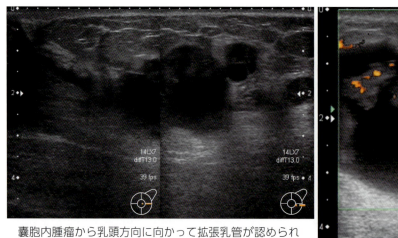
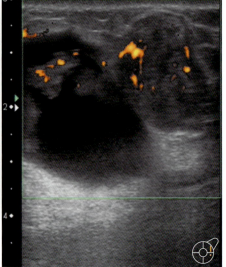

　囊胞内腫瘤から乳頭方向に向かって拡張乳管が認められる。充実性部分は hypervascular であった。

要精査　カテゴリー 4

● 症例 2　検診例，囊胞内乳癌（非浸潤性乳管癌）（32歳）

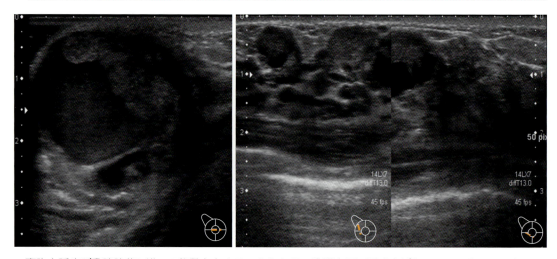

　囊胞内腫瘤が乳腺腺葉に沿って複数存在することもある。乳頭直下の腫瘤内が無エコーになっていないのは，内部の出血による液性成分が流動していたためで，しばらくすると液面を形成した。乳頭直下のものが最も大きく，その末梢に少し小さい囊胞内腫瘤が数珠状に配列していた。

要精査　カテゴリー 4

症例 3　臨床例，腫瘤自覚，嚢胞内乳癌（非浸潤性乳管癌）

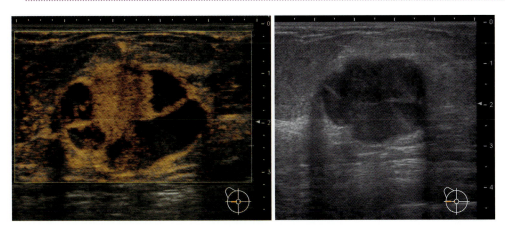

　分葉する嚢胞性腫瘤である。腫瘤内に隔壁構造が存在し，そのなかに低エコー部分が認められる。液面形成しているようにも見え，内部に出血していることが予想される。

　どこまでが充実性部分かBモードのみではわかりにくいが，造影エコーでは充実性部分が明瞭に描出されている（精査時造影エコー）。

　要精査　カテゴリー 4

症例 4　臨床例，対側乳癌術後経過観察中検出，嚢胞内乳癌（浸潤性乳管癌）（52歳）

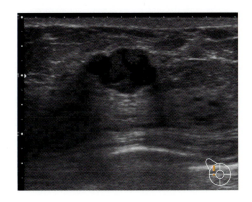

　分葉する嚢胞性病変内の多くの部分を充実性病変が占めている。スリット状に無エコーが存在する。境界はきわめて明瞭に見え，嚢胞内乳癌，非浸潤癌を考慮したが，結果的には，微小浸潤を伴っていた。

　要精査　カテゴリー 4

腫瘤6 ➔ 混合性パターン④　液面形成

液面形成のみの腫瘤で，
上層が無エコー，下層が低エコーの場合は，カテゴリー3
上層が低エコー，下層が無エコーの場合は，カテゴリー2とする

✓ decision tree

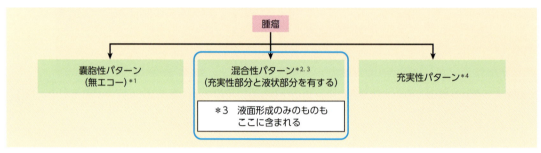

〔「日本乳腺甲状腺超音波医学会編：乳房超音波診断ガイドライン，改訂第3版，p.112，2014，南江堂」より許諾を得て改変し転載〕

✓ 液面形成の理由

- 比重の異なる2つの液体があれば，液面が形成される。
- 乳房の画像診断で検出される液面形成の種類は2つである。

✓ 血液による液面形成　カテゴリー3または4

　1つは，血液によるもので，重い血球成分が下に沈み，軽い血漿成分が上層をなすことによる。下層をなす血球成分は，エコーの反射を有し低エコーを示す。また血漿成分にはほとんど反射を示すものがないことから無エコーとなり，右頁の図に示すような形態をとることになる。

　内容液が血液という疾患は囊胞内腫瘍であり，囊胞内乳頭腫，囊胞内乳癌ともに見られる現象で，液面形成だけで良悪性を決定することはできない。癌に多いという説もあるが，乳頭腫と癌のどちらに多いかのコンセンサスはないようである。

　液面形成のみで囊胞内に腫瘍性成分が検出できない腫瘤も存在する。下層部分の充実性腫瘤が低エコーの液体内に隠されて検出できない場合である。したがって，下層が低エコーを示す液面形成のみで充実性腫瘤のない囊胞内腫瘍についても，要精査の範疇となる。ただし，そのような腫瘤はきわめて少ないといってよい。

6 混合性パターン④ 液面形成 41

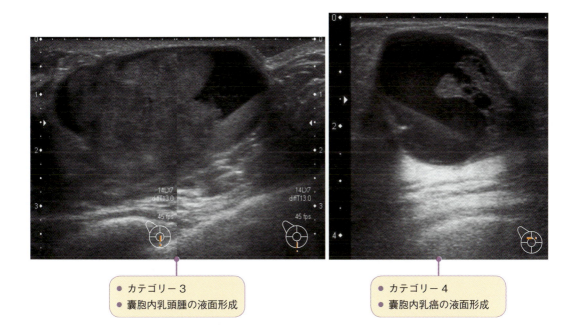

- カテゴリー 3
- 嚢胞内乳頭腫の液面形成

- カテゴリー 4
- 嚢胞内乳癌の液面形成

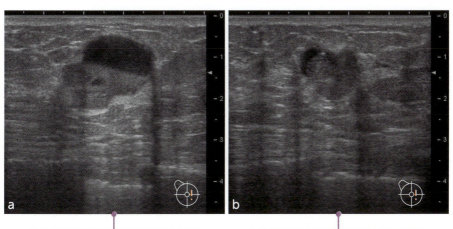

- カテゴリー 3
- 明らかな充実性部分は指摘できない

- 吸引後充実性部分が描出されている

a, b 液面形成のみ見られる嚢胞内腫瘤（非浸潤性乳管癌, 61歳）

✓ 乳汁（オイル）による液面形成　カテゴリー2

　2つめは，乳汁が脂質とそのほかの成分に分かれることによる。この場合，脂質は通常の液体より軽いので上層を形成し低エコーを示し，下層は無エコーとなる。つまり上述の血液の場合と，層のエコーレベルが逆となることから，どちらに起因するものかを知ることができる。乳瘤，外傷後の変化，外傷後以外のオイルシストなどが挙げられる。温存療法が施行された後の乳房内に形成されたり，豊胸術後に形成されることもある。これらの場合，悪性化することはないので，もちろん精査不要である。

　時に，乳汁による液面形成は，皮膚面に平行ではなく，垂直に形成されることをしばしば経験する。乳汁は粘稠度が高いために，しばらくは頭尾方向の重力が残った状態になり，液面形成は垂直を保つ。この時，必ず向かって左，頭側が低エコー，足側が無エコーになる。しばらくすると，液面形成はゆっくりと水平方向に変化していく。

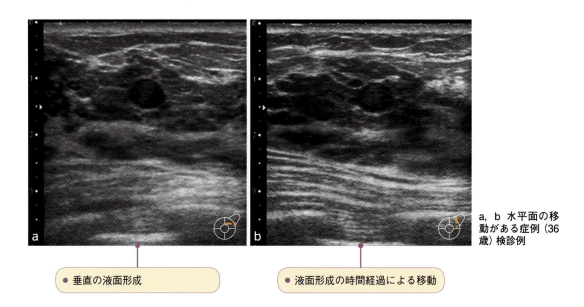

a，b 水平面の移動がある症例（36歳）検診例

● 垂直の液面形成

● 液面形成の時間経過による移動

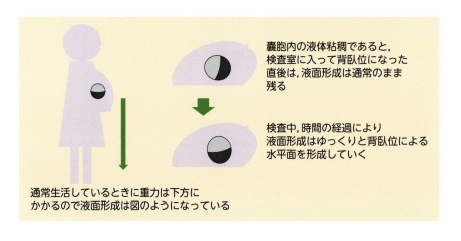

嚢胞内の液体粘稠であると，検査室に入って背臥位になった直後は，液面形成は通常のまま残る

検査中，時間の経過により液面形成はゆっくりと背臥位による水平面を形成していく

通常生活しているときに重力は下方にかかるので液面形成は図のようになっている

● 症例 1 　検診例，濃縮嚢胞あるいは乳瘤（37 歳）

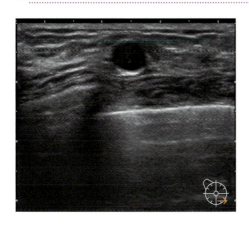

　嚢胞内に上層が低エコーで，下層が無エコーの液面形成が見られる。上層もかなりエコーレベルが低いのでよく検索する必要がある。精査不要である。

精査不要　カテゴリー 2

● 症例 2 　検診例，濃縮嚢胞あるいは乳瘤（46 歳）

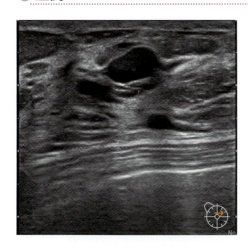

　自覚のない多発嚢胞を有する検診例。嚢胞のいくつかに同様の所見が認められた。出産，授乳期ではない女性にこのような濃縮されたミルク様の状態を見ることも少なくない。

精査不要　カテゴリー 2

● 症例 3 　検診例，濃縮嚢胞あるいは乳瘤（48 歳）

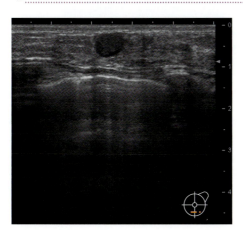

　嚢胞内に斜めの液面形成があり，上層が低エコーで下層が無エコーになっている。

精査不要　カテゴリー 2

● 症例 4　検診例，垂直な液面形成を呈する乳瘤（39 歳）

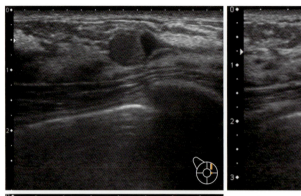
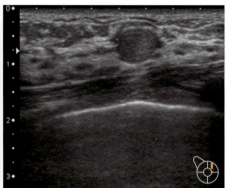
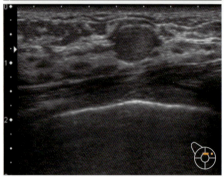

内容液はかなり粘稠で，エコーレベルも高い。しばらく検査していてもほとんど変化なく，最後で囊胞全体が高エコーになった。

精査不要　カテゴリー 2

● 症例 5　検診例，囊胞内乳癌（非浸潤性乳管癌）（49 歳）

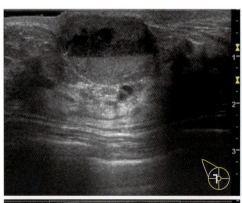
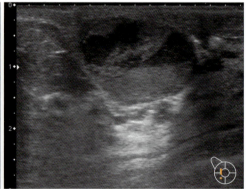
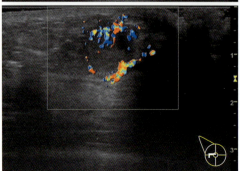

乳頭直下に境界明瞭な囊胞性病変が存在し，そのなかに充実性部分が認められる。充実性部分は壁に這うような形で存在している。液面形成もあり，内部の出血を意味する。充実性部分は観察の方向によって不規則に存在している。かなり hypervascular であった。

要精査　カテゴリー 4

Column 3. ドプラの使い方を教えて

　ドプラ検査を行う際の注意点について解説します。探触子は軽く乗せるような感じで圧迫しないようにします。圧迫していないつもりでもつい力が入ってしまうと，豊富に出るはずの血流信号が容易に出なくなりますので注意が必要です。

　速度レンジ(PRF)は3 cm/s 以下を目安に低く設定し，そこまで下げられない場合はできるだけ低くします。装置の初期設定のままでは高めになっていることがあります。

　カラーシグナルを表示させる関心領域(ROI)は，目的とする病変に対してひとまわり大きいぐらいの必要な部分のみに絞り，ROIの面積はなるべく狭く設定します。特に左右方向の広さは感度やフレームレートに影響しますので，リアルタイム性の確保のため必要最小限にします。上下方向もフォーカスがROIの中央に設定されますので，必要以上に大きいのはよくありません。ただし，病変とその周囲の部分での血流状態を比較したいときや，非腫瘤性病変で範囲の特定が難しい場合など，広めに設定せざるをえない場合も少なくないので，そこは臨機応変な対応が求められます。

　カラーゲインはシステムノイズが出ない最大限に設定することが推奨されますが，血流が低流速で微弱なことも多く，多少のノイズには目をつむってカラーゲインを高めに設定せざるをえないことが多いのです。少々ノイズが出るほどの画面で観察してカラーシグナルの出現の再現性を読み取り，ノイズが少なく目的のカラーシグナルが明瞭に描出される像を選んで記録することも実際の場面では必要でしょう。

　ドプラ送信周波数は高いほうがカラーシグナルの分解能が高く，低流速の検出にも有利であり，装置の体表用の初期設定でも高めに設定されていることが多いようです。ただし周波数が高いと減衰の影響が大きいのはドプラも同じで，大きな腫瘤や深いところにある腫瘤で血流信号が出ない場合には，ドプラゲインを上げるだけでなく，ドプラ送信周波数を下げることも試してみるとよいでしょう。

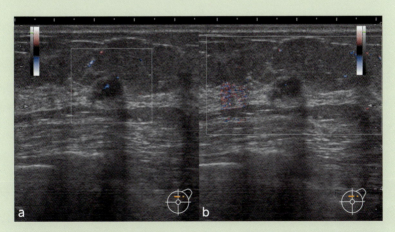

a：適切な範囲でROIを設定したもの，b：横に広すぎる不適切な設定（42歳，乳管内乳頭腫）。

腫瘍7 → 嚢胞内腫瘍か充実性腫瘍か迷う場合

嚢胞内腫瘍か充実性腫瘍に嚢胞性部分が生じたものか判断に迷う場合，混合性パターンで評価せず，充実性パターンで評価してよい

✓ decision tree

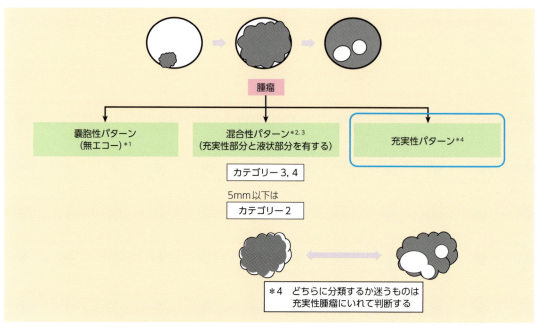

〔「日本乳腺甲状腺超音波医学会編：乳房超音波診断ガイドライン，改訂第3版，p.112，2014，南江堂」より許諾を得て改変し転載〕

　腫瘍内の充実性部分が次第に大きくなると，嚢胞性腫瘍なのか，充実性腫瘍なのか判断が難しくなる場合がある。このような事象は嚢胞内乳頭腫，嚢胞内乳癌のいずれでも生じうる。その場合，充実性部分の周囲にわずかでも無エコー部分がないかどうかをチェックすることで嚢胞内腫瘍であることを認識できる場合がある。それでも迷うような場合には無理に嚢胞内腫瘍として断定せず，充実性腫瘍として次に進み，要精査とするかどうかを決定してよい。

✓ 嚢胞内腫瘍と充実性腫瘍に嚢胞成分を含む腫瘍－悪性病変であった場合の臨床的意義

　嚢胞内腫瘍と充実性腫瘍に嚢胞性成分を含む腫瘍は，充実性部分と液体成分を有するという意味では，超音波上同じ範疇に入ることになる。ところが，その臨床的意味はかなり異なる。嚢胞内乳癌は，病理組織学的にはDCISであり，仮に被膜浸潤している場合でも明らかな浸潤所見を認識できないような場合には，微小浸潤癌のことが多い。ところが，充実性腫瘍に嚢胞性成分を含む腫瘍の場合は，浸潤癌に壊死を伴う場合や粘液癌であり，基本的には浸潤癌ありき，の病変となる。したがって臨床的には，病期の検討やリンパ節検索の必要性がかなり異なる。当然，嚢胞内乳癌においてリンパ節転移の可能性は低く，浸潤癌に壊死を伴うような場合，リンパ節転移や場合によっては遠隔転移の検索も必要となる。

● 症例 1　腫瘤自覚で来院，囊胞内乳頭腫（43 歳）

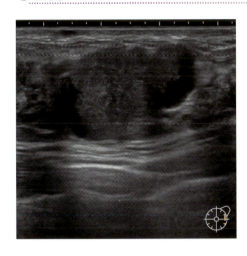

中心に不整だが均一な充実性部分が存在し，両脇に囊胞性部分を有する。全体が境界明瞭であれば囊胞内腫瘤をまず考えるところであるが，まず充実腫瘤があってそのなかに囊胞性変化を来たしているかどうか判断に迷う。針生検で乳頭内乳頭腫であった。

要精査　カテゴリー 3

● 症例 2　検診例，閉塞性腺症（58 歳）

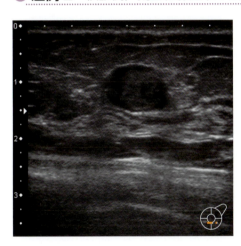

全体に境界明瞭な腫瘤でほとんどが充実性腫瘤である。辺縁部分に囊胞性変化があるように見えるが，この部分が無エコーなのか，きわめてエコーレベルの低い充実性部分なのかの判断に迷う。カテゴリー 3 と判断した。閉塞性腺症と診断された。

要精査　カテゴリー 3

● 症例 3　腫瘤自覚で来院，乳頭腺管癌（45 歳）

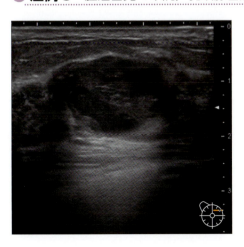

内部はかなり不均一で，充実性部分と出血が混在している。混合性腫瘤のところで判断してもよい。カテゴリー 4 と判断した。結果的には，囊胞内腫瘤の形で成長した囊胞内乳癌で一部浸潤していた。

要精査　カテゴリー 4

● 症例 4　腫瘤自覚で来院，DCIS（54 歳）

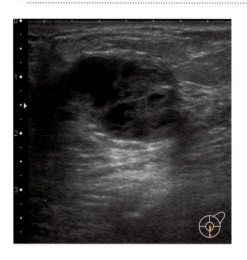

不規則な充実性部分が腫瘤内に存在する。囊胞内乳頭腫あるいは囊胞内乳癌を疑う。

要精査　カテゴリー 3

● 症例 5　検診で他部位に乳癌，この腫瘤部分は非触知，線維腺腫（44 歳）

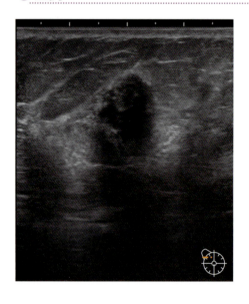

縦横比の大きい不整形の腫瘤である。内部に囊胞性部分があり，周囲は不整な厚みのある充実性部分がある。囊胞内乳癌を考えカテゴリー 4 としたが，結果的には線維腺腫であった。

要精査　カテゴリー 4

● 症例 6　検診例，葉状腫瘍（44 歳）

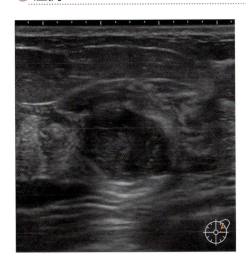

境界明瞭な低エコー腫瘤で内部にごくわずかに嚢胞性変化がある。方向や撮影の仕方でスリット状の無エコーがあるようにも見える。線維腺腫や粘液癌を考慮した。カテゴリー3か4か迷うが，年齢も考えカテゴリー3とした。良性葉状腫瘍であった。

要精査　カテゴリー 3

● 症例 7　腫瘤自覚し来院，乳頭腺管癌（70 歳）

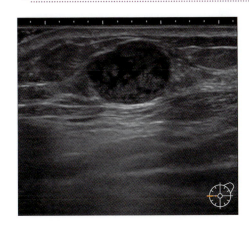

きわめて境界明瞭な腫瘤で内部は不均一である。嚢胞性変化の存在を疑う。DCIS，粘液癌などを考えた。

要精査　カテゴリー 4

● 症例 8　多発線維腺腫で他院で経過観察中MGで指摘，精査US，乳頭腺管癌（46 歳）

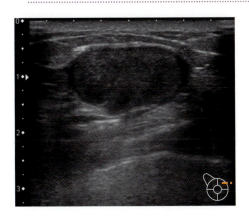

きわめて境界明瞭な充実性腫瘤である。ただし辺縁部分に一層の無エコー部分があるようにも見える。断定できない。もしこれが無エコーとして認識されるものであれば，嚢胞内いっぱいに充実部分の増殖した嚢胞内腫瘍の可能性もありカテゴリー4とした。結果的には浸潤癌であった。

要精査　カテゴリー 4

● 症例 9 検診 MG で要精査となり，精査 US，乳頭腺管癌（60 歳）

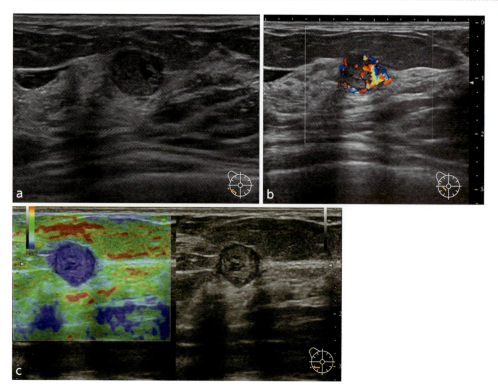

a きわめて境界明瞭な低エコー腫瘤である．縦横比の大きい円形の腫瘤で，内部に小さい囊胞性部分を含む．囊胞内腫瘤か，充実性腫瘤が先にあって囊胞性変化を一部に生じたものか，判断に迷う．年齢も考慮してカテゴリー 4 とした．
b きわめて hypervascular で，悪性を考慮した．
c エラストグラフィではひずみの低下も見られる．総合的に DCIS を考えたい所見であるが，最終的には一部に浸潤があり，乳頭腺管癌であった．
　要精査 カテゴリー 4

● 症例 10 腫瘤自覚で来院，乳頭腺管癌（62 歳）

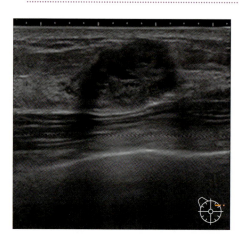

やや分葉する低エコー腫瘤内に複数の小さい囊胞性変化が認められる．こうなれば囊胞性病変はまず考えにくく，充実性腫瘤に囊胞性変化があるとしてよい．カテゴリー 4 とした．充実腺管癌，乳頭腺管癌を考えるが，良性であれば葉状腫瘍が鑑別に挙がる．浸潤癌であった．
　要精査 カテゴリー 4

● 症例 11　腫瘤自覚で来院，扁平上皮癌（45 歳）

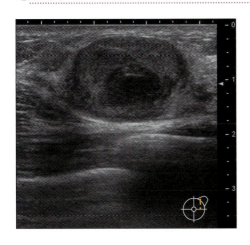

境界明瞭な低エコー腫瘤内部に液体成分かどうか迷う部分がある。充実腺管癌や扁平上皮癌のなかの壊死を見ている可能性が高い。

要精査　カテゴリー 4

● 症例 12　検診例，線維腺腫（45 歳）

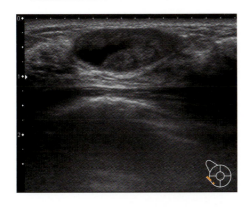

境界明瞭な腫瘤のなかに囊胞性変化を認める。線維腺腫，粘液癌が鑑別に挙がる。

要精査　カテゴリー 3

● 症例 13　検診例，乳頭腺管癌（43 歳）

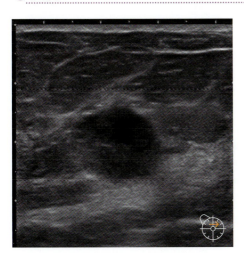

充実性腫瘤のなかに小さい囊胞性部分があるように見える。線維腺腫や囊胞内乳頭腫が鑑別に挙がる。カテゴリー 3 と判定した。病理組織では囊胞内乳癌の形態をとるもので，6 mm の浸潤部分があった。

要精査　カテゴリー 3

腫瘤8 → 典型的な粘液浮腫状の線維腺腫
カテゴリー2と判定して精査不要とする

✓ decision tree

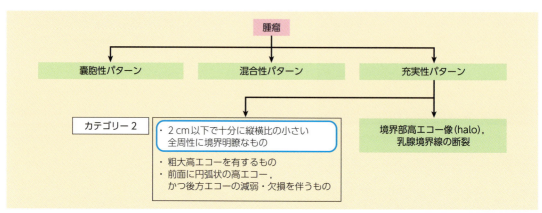

〔「日本乳腺甲状腺超音波医学会編：乳房超音波診断ガイドライン，改訂第3版，p.112，2014，南江堂」より許諾を得て改変し転載〕

✓ 粘液浮腫状の線維腺腫の典型例（41歳）

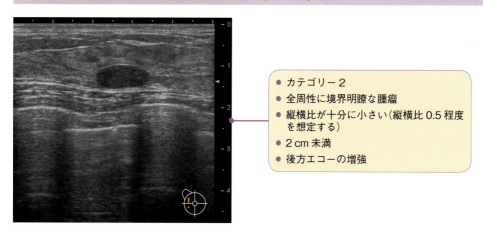

- カテゴリー2
- 全周性に境界明瞭な腫瘤
- 縦横比が十分に小さい（縦横比0.5程度を想定する）
- 2cm未満
- 後方エコーの増強

✓ 線維腺腫の超音波画像の成り立ち

　線維腺腫は線維（間質）と腺（上皮）の双方が増殖する良性腫瘍である。腺成分の形態によって①管内型，②管周囲型，③類臓器型，④乳腺症型の4つに分類される。また間質は，粘液浮腫状と硝子化の2つに分けられる。線維腺腫の画像に影響を与えるのは，主として間質の変化である。超音波上，粘液浮腫状の線維腺腫の内部エコーレベルは，脂肪とほとんど等しいかやや低エコーで，乳腺腫瘤のなかでは比較的高いエコーレベルを示すことが多い。内部でのエコーの減衰が少ないため，後方エコーは増強する。縦横比が小さく，典型例は超音波検査だけで線維腺腫と断定できる。

✓ 鑑別診断

　粘液浮腫状の線維腺腫の鑑別の筆頭は粘液癌である。粘液癌も境界明瞭で，乳癌のなかでは比較的エコーレベルが高く，後方エコーが増強する。鑑別のポイントの1つは縦横比である。上記の性状を備えており，しかも縦横比が大きい場合は，粘液癌を鑑別する必要がある。また硬さ情報も重要であり，基本的には粘液癌も通常の浸潤癌と同様にひずみの低下を呈することがわかっている。

　また，乳頭腺管癌でも線維腺腫と同様の境界明瞭な腫瘤を呈することがある。粘液癌に比較してエコーレベルは低く，後方エコーもそれほど増強しないことが多い。また線維腺腫に比較して"硬い"ので，鑑別することが可能となる。しかし，境界がきわめて明瞭な腫瘤を形成する場合，鑑別に苦慮することがある。

　ここでは十分に縦横比の小さいものはカテゴリー2と判定し，精査不要とする。その目安は縦横比0.5としているため，ここまで縦横比が低く，全周性に境界明瞭であれば，まず線維腺腫と断定できる。要精査基準のdecision treeのなかには硬さ情報はないが，参考所見として使用してよいとされている。この部分に相当する所見を検出した場合には，血流や硬さ情報を参考にすると確信度が上がる場合が少なくない。

✓ 血流と硬さ

　典型的な線維腺腫では，辺縁を取り巻く形での血流信号を見ることが多く，内部に陥入するタイプの血流信号を欠く。動的検査(探触子で観察しながら力を加えて変形の度合いを見る)では容易に変形し，腫瘤が軟らかいことを確認できる。エラストグラフィでは，elasticity score2あるいは3を呈する。次頁に示す症例のようにBモードだけでは診断に迷う場合でもエラストグラフィや血流情報で線維腺腫と診断できることがある。

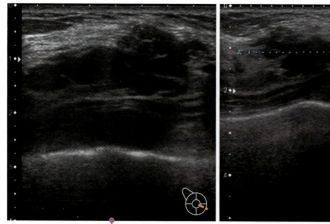
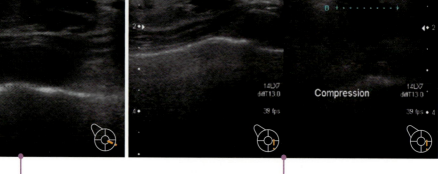

- やや分葉する縦横比の小さい低エコー腫瘤である。
- 腫瘤を見ながら、横から用手的に押してみるとよく変形する。軟らかい腫瘤であることがわかる。

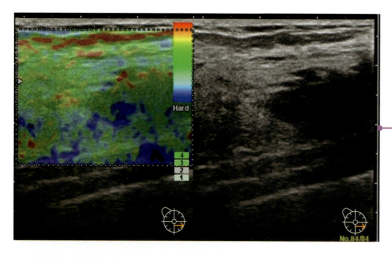

- エラストグラフィではひずみの低下は全く認められない（elasticity score 1）。

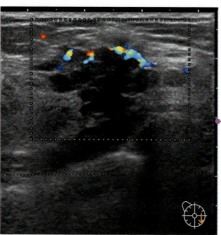

- カラードプラでは、腫瘤の辺縁に沿うような血流を描出できた。
- 上記を総合すると、線維腺腫と診断でき、カテゴリー2で精査不要となる。

症例1　検診例（46歳）

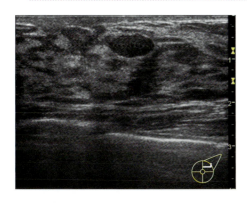

きわめて境界明瞭で内部均一な低エコー腫瘤。縦横比は小さく線維腺腫の典型である。

精査不要　カテゴリー2

症例2　検診例（41歳）

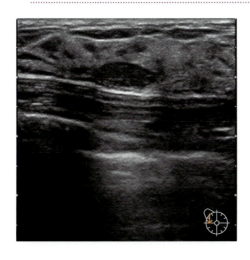

境界明瞭で縦横比の十分に小さい腫瘤。線維腺腫の典型例である。

精査不要　カテゴリー2

症例3　検診例（38歳）

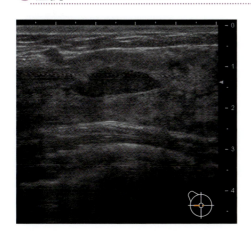

わずかに分葉する境界明瞭な腫瘤で，縦横比は十分に小さい。線維腺腫と断定できる。

精査不要　カテゴリー2

● **症例 4**　検診例（36 歳）

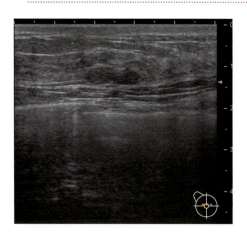

　ダンベル状の形態である。内部は均一な低エコーを示す。全周性に境界明瞭で縦横比は十分に小さい。線維腺腫と断定できる。

精査不要　カテゴリー 2

● **症例 5**　検診例（62 歳）

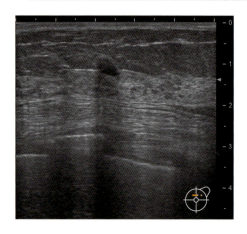

　楕円形腫瘤で長径 7 mm の大きさである。境界明瞭で内部は比較的均一な低エコー腫瘤である。縦横比は小さい。前方境界線は一見断裂しているように見えるが，強く脂肪組織内に突出しているのみである。線維腺腫としてよい。内部に変性が加わると，このように後方エコーが減弱することがある。

精査不要　カテゴリー 2

● **症例 6**　検診例（66 歳）

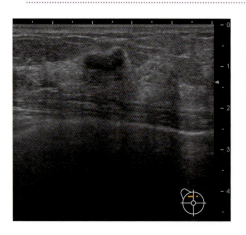

　境界は明瞭，わずかに粗ぞうに見える。しかし，十分に縦横比が小さく線維腺腫としてよい。後方エコーが減弱し，内部の変性を示唆している。

精査不要　カテゴリー 2

症例 7　検診例（66歳）

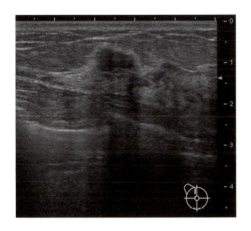

境界明瞭でわずかに粗ぞう。前方境界線の断裂はないが，この部位のみ乳腺実質が厚くなり，このBモードだけでカテゴリー2とするのは難しいかもしれない。DCISや小さい浸潤癌が鑑別に挙がるが，カラードプラで血流がなく，動的検査で軟らかい，あるいはエラストグラフィでひずみの低下がないことが確認できれば，カテゴリー2にできる。内部に変性が加わった線維腺腫である。

精査不要　カテゴリー2

症例 8　検診例（37歳）

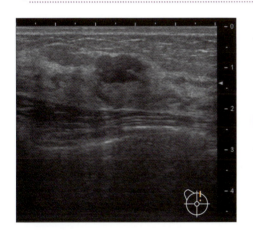

分葉の強い境界明瞭な腫瘤。縦横比が大きいので，この項目の範疇に入れるのは難しい。しかし，線維腺腫はしばしばこのように大きく分葉することがあり，動的検査で軟らかい，あるいはエラストグラフィでひずみの低下がないことが確認できれば，カテゴリー2にできる症例である。

精査不要　カテゴリー2

症例 9　検診例（38歳）

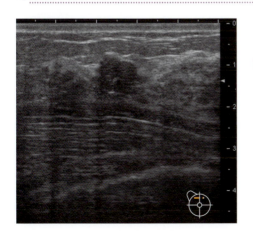

辺縁が平滑で分葉形だが縦横比が大きい。カテゴリー3と判定される。結果的には線維腺腫であった。

要精査　カテゴリー3

●症例 10　臨床例，腫瘤自覚（37 歳）

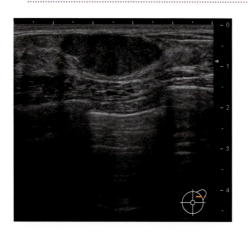

　大きさは 2 cm を超えているが，わずかに分葉する境界明瞭な腫瘤で縦横比が小さい。典型的な線維腺腫の画像としてよい。動的検査で軟らかい，あるいはエラストグラフィでひずみの低下がないことが確認できれば，カテゴリー 2 としてもよい。

精査不要　カテゴリー 2

●症例 11　検診例，線維腺腫か脂肪（40 歳）

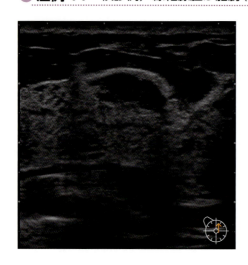

　検診症例，前方境界線を押し上げるように縦横比の小さい脂肪と等エコーの腫瘤がある。数年にわたり検診を受診しているが経時的変化はない。線維腺腫のなかには脂肪と全くの等エコーを示すものもあり，実際この症例では，この腫瘤が線維腺腫なのか脂肪なのか確定はできていない。いずれにしても，検診では精査不要である。

精査不要　カテゴリー 1 または 2

Column　4．エラストグラフィの使い方を教えて

　エラストグラフィは組織の硬さを画像として表示する機能です。一口にエラストグラフィとはいっても，Bモード像の反射信号の変位を検出するものや組織ドプラを使うもの，音波の伝搬速度を検出するものなど，さまざまな方式が実用化されています。原理の違いによって，少しの圧迫が必要なものや全く圧迫を加えないものなど，その手技も異なります。文献などを参考にする場合でも，異なるメーカーの装置での検討であれば，その結果を自らの検査にそのまま当てはめてよいかどうか注意が必要ですし，同じ原理の装置でもバージョンによって精度に差があって比較が難しいのが難点ではあります。検査にあたっては，使用している装置に適合した手技と結果の解釈をよく理解してから検査に臨んでください。

　日立製作所のエラストグラフィを例にとると，ROIはカラードプラとは異なり左右方向を視野いっぱいまで広げます。ROIの上端は脂肪織を広く含むようにしますが，皮膚の手前までとし皮膚は含めません。下端は大胸筋が少し入るようにしますが，肋骨や胸腔はROIに入らないようにします。探触子は皮膚に垂直にし，なるべく大胸筋が水平に描出され，圧がまっすぐ均等にかかるようにします。意図して圧迫するよりも呼吸で自然に圧迫されるか，むしろ軽い圧迫から引き上げるような感じのほうがよいです。現在，装置により no manual compression, minimal vibration, significant compression の3つの手法に分けて推奨されていますので，自身が使っている装置にあった手法が重要となってきます。硬い部分は青く，軟らかい部分が緑や赤で表示されるモードでは，大胸筋が歪んで緑に表示されるようでは圧迫しすぎで，歪まない程度に青く表示され，脂肪織は緑でそのなかに赤が層状に入るように表示されるのが適正な圧の目安です。斜めに圧がかかっていたり，圧迫を加えすぎて歪みきっていたりすると，歪みを抽出できず色がつきません。大きな病変の場合，病変をROIいっぱいに入れてしまうと，硬い病変のなかで比較的軟らかい部分を緑に表示しようとしますので，硬さの対照となる軟らかい周囲組織を多く入れ，病変はその一部だけがROIに入るようにします。ROIのなかで病変の占める割合の目安は3割程度までとします。

　ドプラもエラストグラフィも便利なオプション機能ですが，単にONにしただけでは正しい評価にならず，かえって判断を誤る危険性があることはぜひ認識しておいてください。

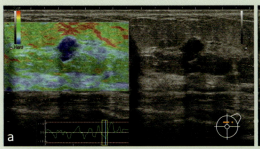 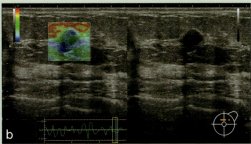

a：周囲組織をできるだけ多く入れた適切な設定のROI，b：狭すぎる不適切な設定で腫瘤の硬さが過剰に軟らかく評価されている（48歳，陳旧性線維腺腫）。

腫瘤9 → 典型的な硝子化した線維腺腫
カテゴリー2と判定して精査不要とする

✓ decision tree

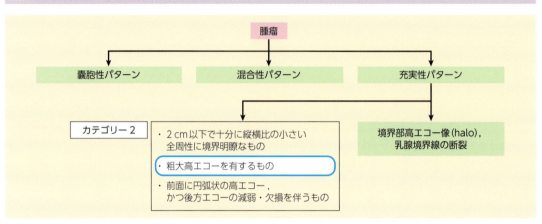

〔「日本乳腺甲状腺超音波医学会編：乳房超音波診断ガイドライン，改訂第3版，p.112，2014，南江堂」より許諾を得て改変し転載〕

✓ 硝子化した線維腺腫の典型例

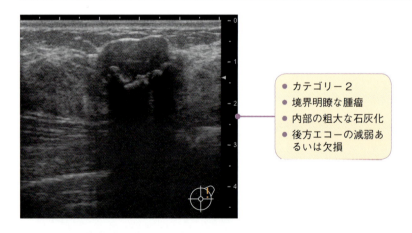

- カテゴリー2
- 境界明瞭な腫瘤
- 内部の粗大な石灰化
- 後方エコーの減弱あるいは欠損

✓ 線維腺腫の超音波画像の成り立ち

　硝子化した線維腺腫は内部に粗大な石灰化を有し，後方エコーは減弱する。石灰化が大きく腫瘤内を占拠していると，低エコーの腫瘤をほとんど認識できないこともある。初学者にとっては，硝子化した線維腺腫はやや判断が難しいようであるが，これを良性腫瘤であると断定できるようにしたい。

● **症例 1**　臨床例，他部位の腫瘤を自覚，偶発検出（38 歳）

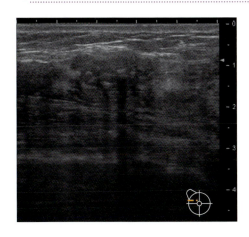

　やや分葉した脂肪とはば等エコーの腫瘤のなかに粗大な石灰化が複数存在している。後方エコーは減弱している。硝子化した線維腺腫と断定できる。

精査不要　カテゴリー 2

● **症例 2**　臨床例，腫瘤自覚（66 歳）

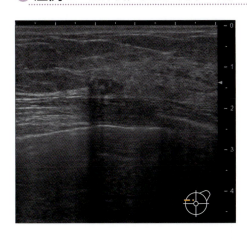

　境界明瞭な腫瘤とそのなかに粗大な石灰化が存在する。硝子化した線維腺腫である。カテゴリー 2 と判定できる。10 年の経過で変化がないことがわかっている。

精査不要　カテゴリー 2

● **症例 3**　臨床例，腫瘤自覚（62 歳）

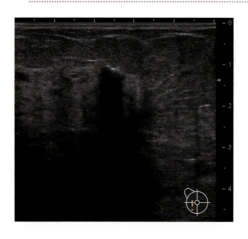

　粗大な石灰化が小さい腫瘤のなかを占めていて，腫瘤そのものを同定できない。しかし，前方の強い境界明瞭な高エコーと後方エコーの減弱から，カテゴリー 2 と断定できる。

精査不要　カテゴリー 2

● **症例 4**　臨床例，腫瘤自覚（66 歳）

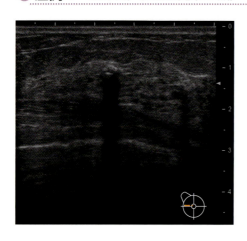

　粗大な石灰化のみ描出され，後方エコーが減弱している。硝子化した線維腺腫と断定できる。

精査不要　カテゴリー 2

● 症例 5　検診例（46歳）

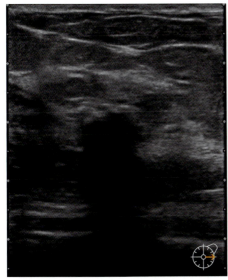
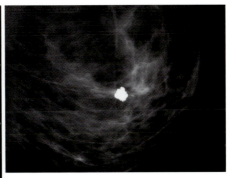

　強い後方エコー欠損が見られる。慣れていないと石灰化と認識が難しいが，これも硝子化した線維腺腫と断定できる。マンモグラフィでは，ポップコーン様の石灰化が描出されている。

精査不要　カテゴリー 2

● 症例 6　検診例（45歳）

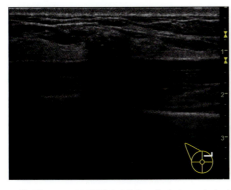
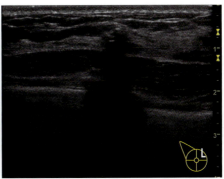

　境界のやや不明瞭な腫瘤のなかに，小さめの石灰化と考えられる高エコーが存在する。後方エコーも減弱している。硝子化した線維腺腫の症例であるが，腫瘤辺縁の性状が平滑なのか粗ぞうなのか判断できず，石灰化も粗大高エコーといい切れる大きさでないため，線維腺腫と断定できない。後方エコーがほとんど欠損に近いこと，腫瘤のほとんどを石灰化で占めていることが判読できれば線維腺腫と読みとることができるが，装置の条件に影響されるところもあって慣れが必要である。

要精査　カテゴリー 3

腫瘤10 → 典型的な濃縮嚢胞
カテゴリー2と判定して精査不要とする

✓ decision tree

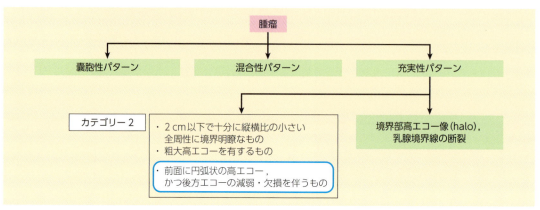

〔「日本乳腺甲状腺超音波医学会編：乳房超音波診断ガイドライン，改訂第3版，p.112，2014，南江堂」より許諾を得て改変し転載〕

✓ 濃縮嚢胞の典型例

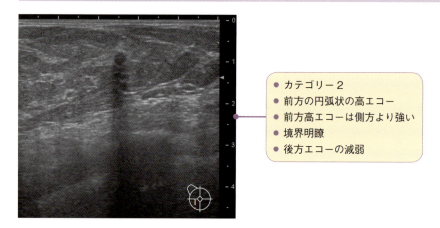

- カテゴリー2
- 前方の円弧状の高エコー
- 前方高エコーは側方より強い
- 境界明瞭
- 後方エコーの減弱

✓ 濃縮嚢胞の前方の高エコーが側方より強い理由

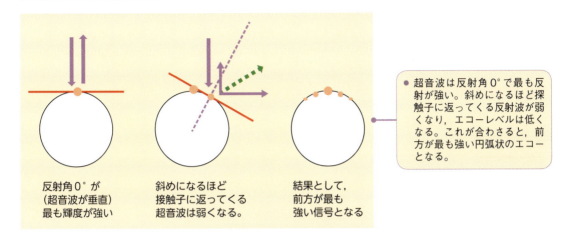

● 超音波は反射角0°で最も反射が強い。斜めになるほど探触子に返ってくる反射波が弱くなり、エコーレベルは低くなる。これが合わさると、前方が最も強い円弧状のエコーとなる。

✓ 検診での注意

　多くの濃縮嚢胞を経験してくると，後方エコーが不変のものでも濃縮嚢胞と診断できるようになる。内部は均一で比較的小さいものが多い。また，多発することが多いのも特徴といえる。検診ではかなり頻度が高いので，ここで濃縮嚢胞と断定できるものを精査不要にすることで，要精検率を抑えることができる。ただし，時に悪性腫瘍とも間違えるような不整形の腫瘤として描出され，要精査になるものもある。外来では，非典型例でも濃縮嚢胞を疑うことができれば，穿刺吸引により粘稠度の高い液体がひけて，臨床的には解決をみることになる。

✓ 濃縮嚢胞に関するオプション機能の利用

　Bモード像で迷う症例で，カラードプラやエラストグラフィなどのオプション機能を参考にする場合，濃縮嚢胞については少々注意が必要である。
　カラードプラで腫瘤内に血流信号が得られれば，少なくとも濃縮嚢胞は否定できる。カラー感度が上昇した最近の装置では，低速で微弱な血流信号も検出できるので信頼性は向上している。ただし，腫瘤（嚢胞）に隣接する血管は通常見られる所見であり，その血流信号が確実に腫瘤内にあるということを確認する必要がある。
　その反対に血流信号が検出されない場合，流速レンジの設定が高すぎる，カラーゲインが低すぎる，強く圧迫してしまっているなど，検査手技的に問題があれば正しく評価できないことに注意が必要である。また，血流が検出されないから嚢胞であるとは必ずしもいえないのでこれも注意したい。
　エラストグラフィでは時に硬く表示されることがある。反射信号の変位から歪みを検出する方式では，濃縮が進んで周囲を含めて組織が硬くなっていることを反映している場合と，嚢胞内部からの反射信号が得られず歪みが検出されず，結果的に硬いと表示されてしまう場合があると考えられる。軟らかい場合には，嚢胞に準じて青・緑・赤のいわゆるBGRサインが表示されることもある。エラストグラフィでも原理が異なれば表示も異なり，音波の伝搬速度を検出する方式では反射信号の低下の影響は受けないと考えられる。あくまでもBモードを基本とし，これらのオプション機能は所見に対する影響を理解したうえで解釈したい。無理に濃縮嚢胞としない視点も重要である。

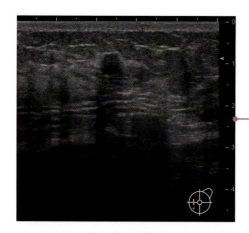

- Bモード：前方が強い高エコーを示し，後方エコーの減弱する濃縮嚢胞の典型

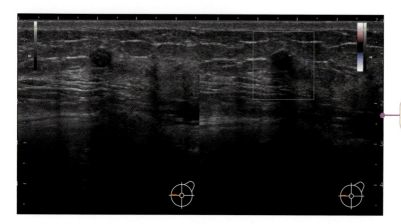

- カラードプラ：内部に血流は検出されない

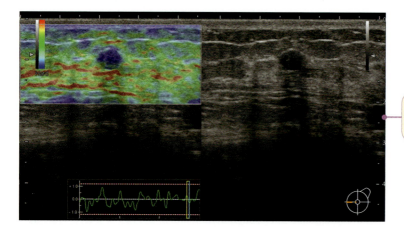

- エラストグラフィ：時に硬く表示されるので，注意が必要である

症例 1　対側術後の臨床例（73歳）

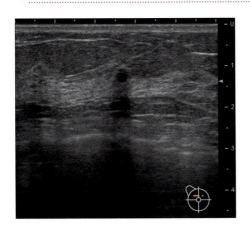

境界明瞭な小さい円形の低エコー腫瘤。前方の円弧状の高エコーと均一な内部低エコー，後方エコーの減弱から濃縮嚢胞と断定できる。

精査不要　カテゴリー2

症例 2　検診例（60歳）

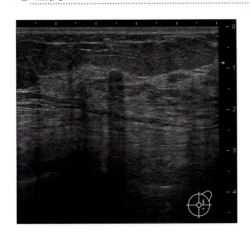

濃縮嚢胞の典型像。腫瘤内部は等エコーに近いが，前方の円弧状の高エコーと後方エコーの減弱という所見を備えている。

精査不要　カテゴリー2

症例 3　検診例（44歳）

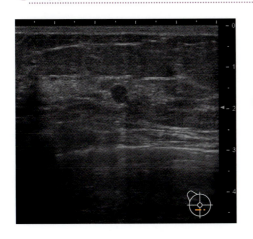

後方エコーがほとんど不変か，わずかに増強している。しかし，前方の明瞭な高エコーと内部均一な低エコーから，この腫瘤も濃縮嚢胞として断定してよい。可能であれば，ドプラで血流信号がないことを確認できるとよい。

精査不要　カテゴリー2

● 症例 4　検診例（60 歳）

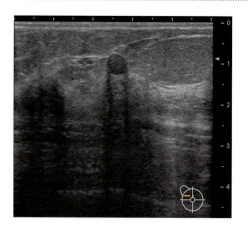

境界明瞭で外側陰影が著明。濃縮嚢胞といってよいだろう。

精査不要　カテゴリー 2

● 症例 5　検診例（60 歳）

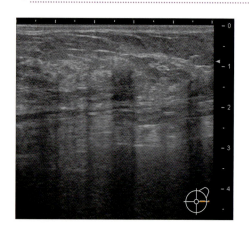

内部エコーがかなり高い。しかし前方の境界が明瞭で後方エコーの減弱があり，これも濃縮嚢胞と診断できる。

精査不要　カテゴリー 2

● 症例 6　検診例（44 歳）

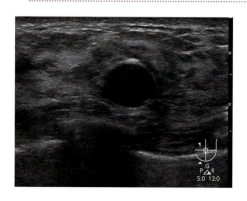

比較的大きいが，境界はきわめて明瞭で内部にわずかにエコーがみられ，前方に最も強い円弧状の高エコーを呈する。後方エコーは不変であるが，濃縮嚢胞と断定できる。

精査不要　カテゴリー 2

症例7　検診例（48歳）

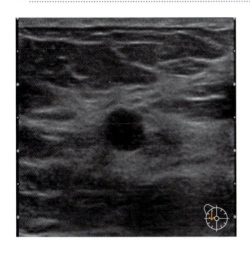

境界がきわめて明瞭で前方の高エコーが強い。濃縮嚢胞と断定できる。この症例は同様の小さい低エコー腫瘤が多発しており，濃縮嚢胞を支持する所見となった。

精査不要　カテゴリー2

症例8　乳腺症で経過中の臨床例（55歳）

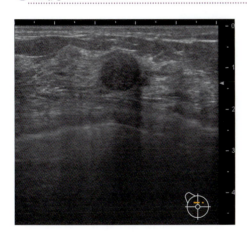

境界がきわめて明瞭で，内部エコーが比較的高い。内部エコーは浅い部分でより高く，濃縮されたミルクを思わせるエコーとなっている。外側陰影も明瞭。1 cmあるので若干迷うが，境界と内部エコーからは，まず濃縮嚢胞としてよい。可能であればドプラで血流信号がないことを確認できるとよい。

精査不要　カテゴリー2

症例9　検診MGで腫瘤を指摘された精査US（53歳）

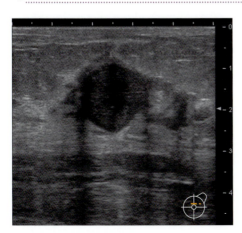

縦横比の大きい低エコー腫瘤で，境界明瞭，後方エコーの増強がある。1.5 cmとやや大きい。充実性腫瘤との鑑別が比較的難しい。結果的には濃縮嚢胞であった。このような症例はカテゴリー3として要精査となる。

要精査　カテゴリー3

● 症例 10　乳腺症で経過中の臨床例(61歳)

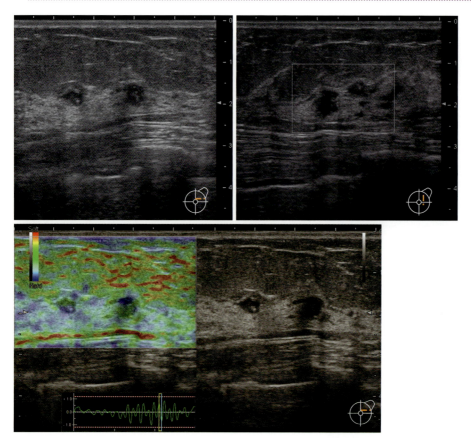

　2つの小さい低エコー腫瘤が近接する。境界が不明瞭で内部に石灰化を思わせる点状高エコーが存在する。DCISやあるいは乳頭腺管癌も完全には否定できないと考えた。明らかな浸潤所見はない。不整な形状も考慮してカテゴリー4と判定したが，結果的には濃縮嚢胞であった。カラードプラでは血流信号はない。エラストグラフィではひずみの低下は認められなかった。

　要精査　カテゴリー4

症例 11　人間ドックの胸部 CT で，乳腺に腫瘤を指摘された（72 歳）

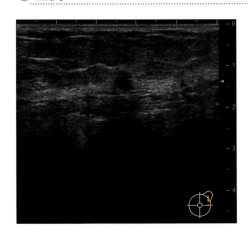

　一見，濃縮嚢胞に似るが，境界が明瞭粗ぞうとなっている。カテゴリー 3 と判定した。乳頭腺管癌であった。

要精査　カテゴリー 3

腫瘤11 ▶ 明らかな浸潤所見を有する腫瘤

境界部高エコー像あるいは乳腺境界線の断裂のどちらかが断定できる場合は、カテゴリー4あるいはカテゴリー5として要精査とする

✓ decision tree

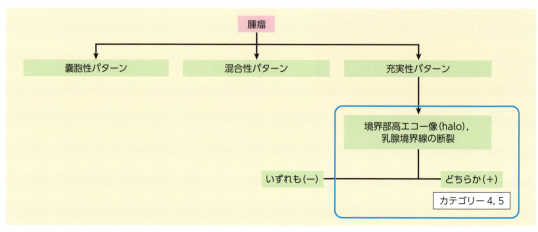

〔「日本乳腺甲状腺超音波医学会編：乳房超音波診断ガイドライン, 改訂第3版, p.112, 2014, 南江堂」より許諾を得て改変し転載〕

✓ 浸潤癌の典型例（62歳）

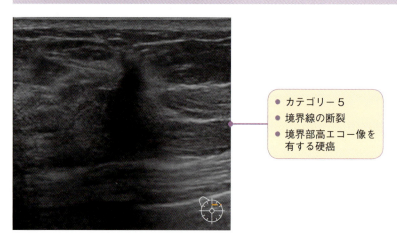

- カテゴリー5
- 境界線の断裂
- 境界部高エコー像を有する硬癌

✓ 典型的な浸潤癌の超音波所見

① 境界線の断裂

　皮下脂肪と乳腺実質の境界線を前方境界線，乳腺実質と乳腺後隙の脂肪との境界を後方境界線と呼ぶ。腫瘍によってこの境界線が断裂する所見はその腫瘍が浸潤癌であることを強く意味し，乳腺腫瘍の良悪性の診断に強い力を発揮する。ただし，DCIS でも周囲の desmoplastic な変化や背景にある硬化性腺症や放射状硬化性病変などにより，境界線が断裂することもある。また，膿瘍などの周囲組織を破壊するような病変では，境界線の断裂が生じることがある。

　前方境界線のほうが診断によく使われる原因としては，年齢が上がるにつれ皮下脂肪組織の量が増加してくるためにその頻度が高くなることが挙げられる。また，腫瘍の後方エコーが減衰あるいは欠損する場合，後方境界線を正しく評価しにくくなることも原因と思われる。

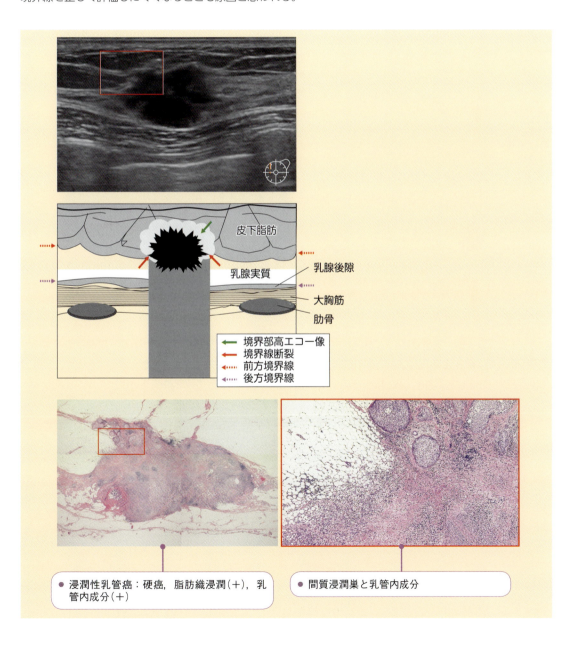

- 浸潤性乳管癌：硬癌，脂肪織浸潤（＋），乳管内成分（＋）
- 間質浸潤巣と乳管内成分

② 境界部高エコー像の形成

　腫瘤と周囲組織との境界部で発生する，不明瞭な高エコー像を指す。これは，癌細胞が周囲組織に浸潤し，癌細胞，周囲乳腺組織，脂肪組織などと錯綜して，細かな反射群を生じ，後方散乱を生じた結果である。

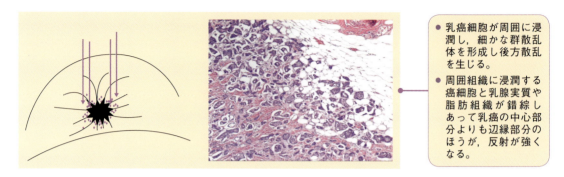

- 乳癌細胞が周囲に浸潤し，細かな群散乱体を形成し後方散乱を生じる。
- 周囲組織に浸潤する癌細胞と乳腺実質や脂肪組織が錯綜しあって乳癌の中心部分よりも辺縁部分のほうが，反射が強くなる。

③ 境界部高エコー像が側方で強い理由

　超音波は病変に入ってくる角度が浅い（反射角 90°に近い）と反射は弱く，エコーレベルは低く低エコーとなる。一方，角度が深い（反射角 0°に近い）と反射は強くなり，エコーレベルは高くなる。したがって，境界部高エコー像は側方で強くなる。

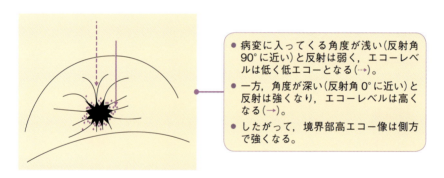

- 病変に入ってくる角度が浅い（反射角 90°に近い）と反射は弱く，エコーレベルは低く低エコーとなる（→）。
- 一方，角度が深い（反射角 0°に近い）と反射は強くなり，エコーレベルは高くなる（→）。
- したがって，境界部高エコー像は側方で強くなる。

④ 浸潤癌の浸潤径の計測

　境界部高エコー像が腫瘤周囲の浸潤部分を示すことは前述した通りである。したがって，浸潤癌の浸潤径は境界部高エコー像を含めて計測するのが正しいといえる。ただし，境界部高エコー像全体を含めると，実際の浸潤径よりやや大きめになることが少なくない。しかし，低エコー部分のみを計測すると，実際の浸潤径より小さく測定することになることは確かである。

　静止画で見ると，どこまでが境界部高エコー像であるかわかりにくいことがある。その場合は，動的検査を行ってみると動きの悪い部分がこの境界部高エコー像まであることがわかり，その範囲の認識が容易となる。またエラストグラフィを使える場合には，境界部高エコー像までがひずみの低下を有する部分として描出される。

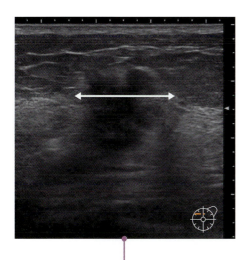

- 検診検出浸潤癌，充実腺管癌。境界部高エコー像を含めて計測する。

⑤ 組織型と境界部高エコー像の形成

境界部高エコー像が形成される幅は，症例によりかなり異なる。一般に，硬癌や浸潤性小葉癌のような周囲へ浸潤する傾向の強い癌では強く形成され，充実腺管癌のような圧排性発育する乳癌では形成されにくい。硬癌などで，中心となる低エコー部分が小さく境界部高エコー像の幅が大きいと，腫瘤全体が高エコーに見えることがある。頻度はあまり高くないが，知識として知っておくことは重要である。

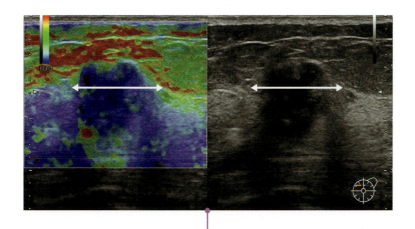

- 境界部高エコー像を含んだ部分までひずみの低下が生じている。

● 症例 1　前方境界線の断裂あり，検診検出乳癌（44歳）

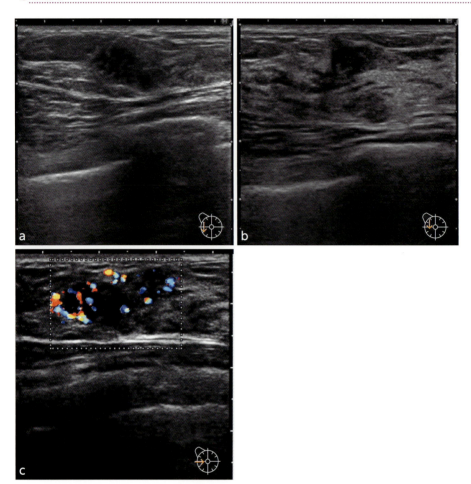

a 不整な低エコー腫瘤で，前方境界線の断裂があり，脂肪織浸潤する浸潤癌を考える所見である．境界部高エコー像がはっきりせず，縦横比がやや小さいことからカテゴリー4とする．

b 小さい腫瘤であるが，方向を変えて見ると前方境界線の断裂所見がよりはっきりする．cribriformおよびpapillary, flat typeの乳管内成分を有する乳頭腺管癌（1.3×0.8 cm）であった．

c 精査でのカラードプラでは，かなりhypervascularであった．

要精査　カテゴリー4

● 症例2　前方境界線の断裂あり，検診検出乳癌（45歳）

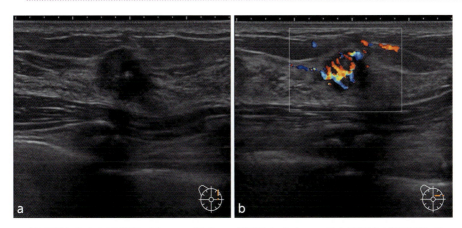

a 楕円形からやや不整形の低エコー腫瘤で，縦横比も大きい。前方境界線の断裂がある。境界部高エコー像ははっきり形成されているとは断定できない。しかし，その形状と境界線の所見からカテゴリー5と判定できる。内部に石灰化が認められる。境界部分に乳管エコーが認められ，乳管内成分を示唆する。cribriform および papillary type の乳管内成分を有する乳頭腺管癌（1.1×0.5×0.8 cm）であった。

b 精査でのカラードプラでは，かなり hypervascular であった。

要精査　カテゴリー5

● 症例3　前方境界線の断裂を疑う，検診検出乳癌（40歳）

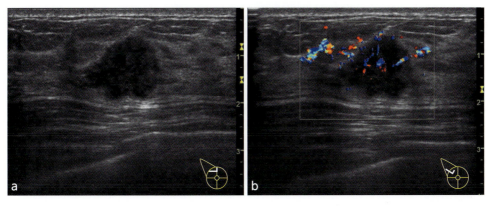

a 圧排性発育する円形低エコー腫瘤。前方境界線の断裂を疑うがはっきりしない。境界部高エコー像の形成はない。いずれも断定できないが，縦横比が大きく，かつ動的検査で変形がなく（硬く）カテゴリー4と判定した。このような症例はここでカテゴリー4と判定してもよいし，decision tree の最後まで進んで縦横比と腫瘤径の表から要精査としてもよい。硬癌（1.5×2.1×1.6 cm）

b 精査でのカラードプラでは，hypervascular で腫瘤内に陥入する血流が検出された。

要精査　カテゴリー4

● **症例 4** 前方境界線の断裂を疑う，検診検出乳癌（38 歳）

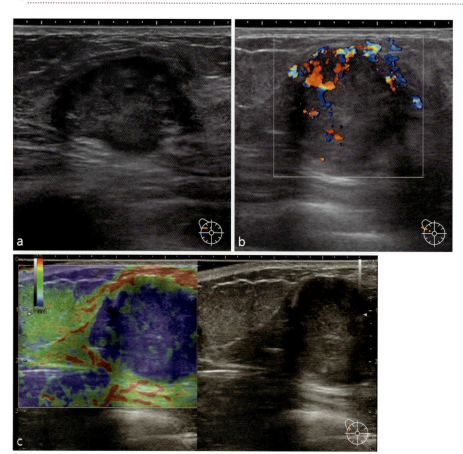

a 圧排性発育する楕円形低エコー腫瘤。やや大きめであるが，任意型検診検出乳癌である。前方境界線の断裂を疑うが断定できない。境界部高エコー像は形成されていない。内部はかなり不均一。38 歳と若く線維腺腫なども鑑別に挙がるが，縦横比はやや大きい。動的検査で変形がなく（硬く）カテゴリー 4 と判定した。充実腺管癌（2.3×2.2×1.9 cm），トリプルネガティブ乳癌であった。
b 精査でのカラードプラでは，かなり hypervascular であった。
c 精査のエラストグラフィでは，elasticity score4 と，ひずみの低下を示した。

要精査 カテゴリー 4

● 症例 5　前方境界線の断裂を疑う，検診検出乳癌（38歳）

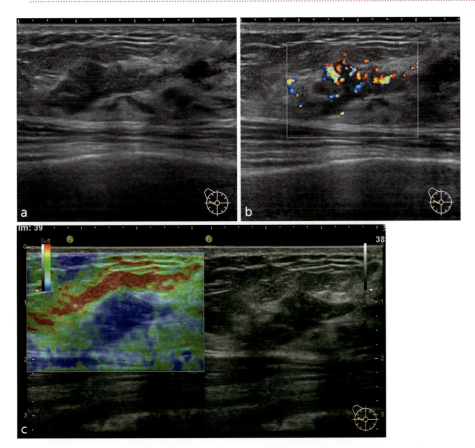

a 不明瞭な低エコー腫瘤で縦横比が小さい。前方境界線の断裂を疑うがはっきりしない。境界部高エコー像の形成もなく，カテゴリー3と判定した。DCIS（6.4×2.1×1.2 cm），cribriform および papillary type。結果的には，病理学的には前方境界線の断裂はなかった。

b 精査でのカラードプラでは，非常に hypervascular であった。かなり悪性の可能性が高くなったと考えてよい。

c 精査のエラストグラフィでは elasticity score4 と，強いひずみの低下を示した。DCIS のフローイメージングではひずみの低下のない症例も経験するが，この症例では浸潤癌と同様にひずみの低下が強く示された。

要精査　カテゴリー3

● **症例 6** 前方境界線の断裂かどうか迷う症例，検診検出乳癌（58歳）

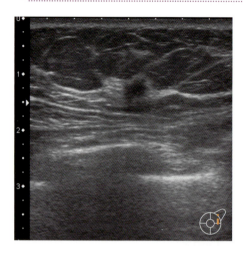

　やや不整形の低エコー腫瘤が存在し，前方境界線に接する。わずかに断裂しているようにみえるが断定は難しい。境界部高エコー像の形成も判断に迷う。このような症例は，ここで迷う症例として要精査にしてもよいが，断定せず，次の段階に進んでもよい。1.5 cm の浸潤性小葉癌であった。

要精査　カテゴリー 4

● **症例 7** 境界部高エコー像の形成，検診検出乳癌（43歳）

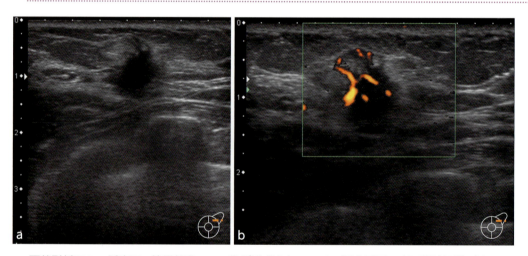

a 不整形低エコー腫瘤で，境界部高エコー像が形成されている。腫瘤周囲で皮下脂肪組織が流れるように存在して，前方境界線の断裂ははっきり断定できない。前方（浅部）に索状の低エコーがあり浸潤を示唆する。カテゴリー 5 としたいが，検診の場で 4 とできればよい。硬癌（1.2×1.2×0.9 cm）であった。
b 腫瘤内に陥入する血流が検出された。

要精査　カテゴリー 5

症例 8　境界部高エコー像の形成と境界線の断裂，検診検出乳癌（75歳）

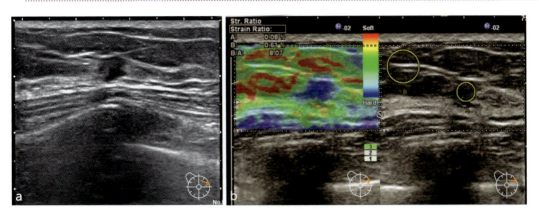

a　1 cm に満たない低エコー腫瘤。乳腺実質がかなり薄く，前方および後方の両方の境界線が断裂している。軽度境界部高エコー像も形成されている。境界部高エコー像がやや弱いのでカテゴリー 4 とした。乳頭腺管癌（0.7×0.4 cm）で，cribriform type の乳管内成分を伴っていた。

b　精査のエラストグラフィでは elasticity score5，FLR も 8 と高値を示した。

要精査　カテゴリー 4

● 症例 9　境界部高エコー像の形成，検診検出乳癌（30 歳）

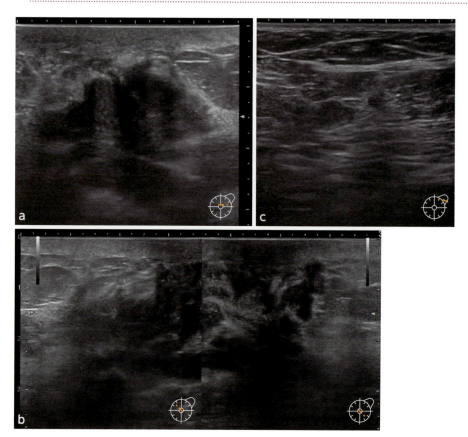

a かなり大きいが任意型検診検出乳癌である。乳頭直下にやや分葉する低エコー腫瘤が存在する。乳頭直下という局在のため，前方境界線の断裂は認識できない。低エコー腫瘤の周囲に境界部高エコー像が形成されている。すでに乳頭乳輪周囲の皮膚の肥厚とエコーレベルの上昇があり，リンパ浮腫を生じている状態であった。カテゴリー 5 である。充実腺管癌（6.4×5.0×3.0 cm）であった。

b この腫瘤から周囲に蛇行する拡張乳管とその内部の増殖性病変も存在し，広範な乳管内成分も認められた。乳管内成分を入れると 8.7×10.5×3.0 cm の広がりであった。

c 通常検診では腋窩まで検索することはないが，この症例は明らかな浸潤癌であったため，腋窩検索も行われた。小さいリンパ節が複数認められた。病理組織学的には，すでに節外浸潤する転移性リンパ節が多数認められた（10/21）。

要精査　カテゴリー 5

● 症例 10　臨床例，腫瘤自覚（74 歳）

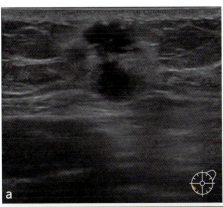

a 高年齢で乳腺組織が薄く，前方境界線そのものを認識しにくくなっている。病変は脂肪組織内に埋没する形となっており，幅の広い境界部高エコー像を形成している。明らかな浸潤癌と診断できる。

b 浸潤径は境界部高エコー像を含む部分まで計測するが，エラストグラフィでみると，境界部高エコー像を含む部分までひずみの低下があり，いわゆる"硬く"なっていることを示す。

要精査　カテゴリー 5

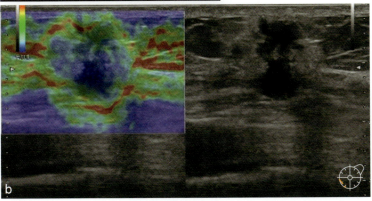

● 症例 11　検診検出乳癌（55 歳）

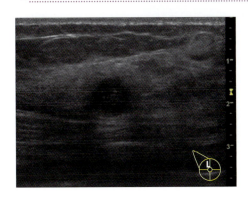

境界線の断裂は前方のみならず，後方境界線でも使用できる。縦横比の大きい低エコー腫瘤が乳腺実質の深い部位にあり，全く自覚のない検診症例。後方境界線の断裂を考えたい所見がある。内部にわずかに点状高エコーも存在し，石灰化を疑う所見である。

要精査　カテゴリー 4

● 症例 12　自覚乳癌の対側病変（62 歳）

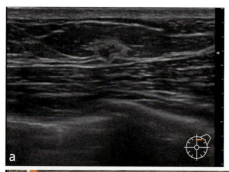

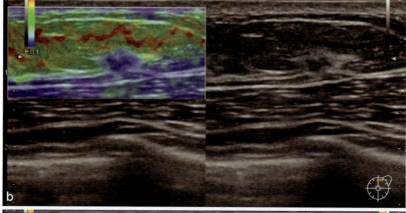

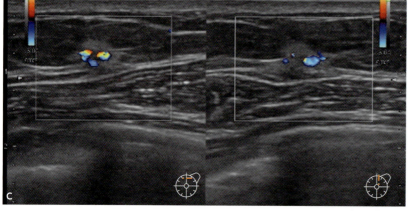

a 小さい低エコー腫瘤であるが，幅の広い境界部高エコー像を有する。中心の core となる部分のエコーレベルが，脂肪組織とほぼ等エコーからわずかに低い程度であり，脂肪壊死が鑑別に挙がる。
　　要精査　カテゴリー 4
b エラストグラフィでは，境界部高エコー像部分までひずみの低下がある。
c さらに，カラードプラでも大きさのわりに hypervascular で，総合的に考えると，まず浸潤癌と診断することが可能である。浸潤性乳管癌であった。

● 症例 13　対側乳癌のフォローで検出，無症状（61歳）

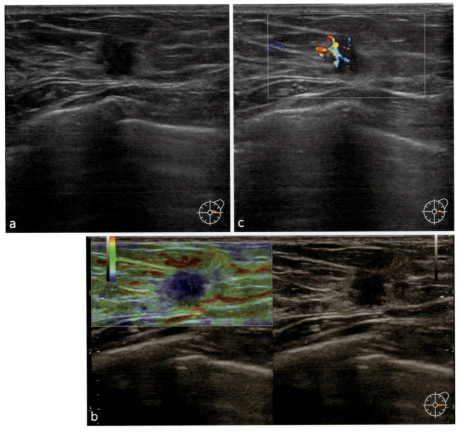

a 縦横比の大きい低エコー腫瘤。やや不整な形状を示す。前方境界線の断裂あり，やや小さいが，Bモードだけでカテゴリー4または5と判定できる。
b elasticity score5 と判定。浸潤癌の典型症例である
c カラードプラでも腫瘤内部に入り込む plunging artery を検出できた。典型的な悪性パターンである。乳頭腺管癌（1.00×1.10×0.70 cm）であった。

要精査　カテゴリー4または5

腫瘍12 → 微細・点状エコーが複数存在する腫瘍

カテゴリー4または5として要精査とする

✓ decision tree

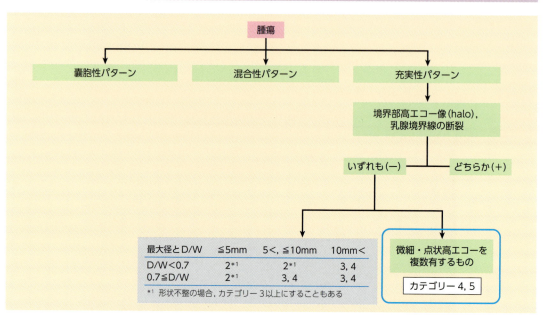

〔「日本乳腺甲状腺超音波医学会編：乳房超音波診断ガイドライン，改訂第3版，p.112，2014，南江堂」より許諾を得て改変し転載〕

✓ 微細・点状高エコーを有する腫瘍の典型例，検診検出乳癌（49歳）

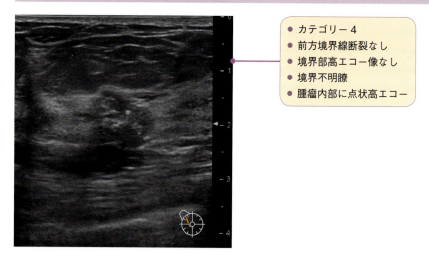

- カテゴリー4
- 前方境界線断裂なし
- 境界部高エコー像なし
- 境界不明瞭
- 腫瘍内部に点状高エコー

✓ 微細・点状高エコーは悪性石灰化を意味する

　ここに分類される腫瘤は，境界部エコー像や乳腺境界線の断裂をもたないものなので，典型的な浸潤所見は見られない腫瘤ということになる。そのなかで，微細・点状高エコーは悪性石灰化を意味することから，それらを有する腫瘤はカテゴリー4あるいは5と評価される。マンモグラフィで評価される石灰化と点状高エコーは1対1対応しない。マンモグラフィできわめて小さい複数の石灰化が，超音波上融合する形で大きく描出されることはよくある。また，ここに示される石灰化は小さいことが多いため，後方エコーは減弱しないことも少なくないので注意したい。

● **症例 1**　検診例，石灰化を有する腫瘤（49 歳）

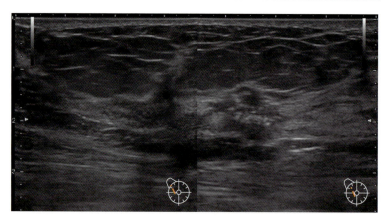

典型例(p86)の症例と同一症例，石灰化を有する腫瘤の近傍に境界不明瞭な低エコー域が存在する。この部分が乳管内成分に一致していた。カテゴリー 4 とした。7 mm の浸潤部分を有する乳頭腺管癌で 4.3 cm と広い乳管内成分を有していた。この時点で，腋窩リンパ節にも転移があった。

要精査　カテゴリー 4

● **症例 2**　検診例，石灰化を有する腫瘤（45 歳）

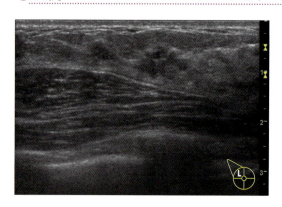

分葉する腫瘤が前方境界線を圧排しているが，明らかな断裂所見はなく，浸潤所見はない。腫瘤内に点状高エコーが認められている。末梢側に小さい低エコー腫瘤を伴う。DCIS であった。

要精査　カテゴリー 4

● **症例 3**　検診例，乳頭直下に存在する腫瘤（46 歳）

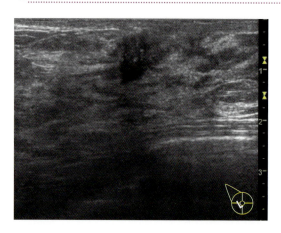

乳頭直下に存在するが，自覚のない検診例。前方境界線は断裂しているようにも見えるが断定できない。中心に点状高エコーが存在する。カテゴリー 4 と判定するが，腫瘤が不整で縦横比も大きく，カテゴリー 5 としてもよい。1.4 cm の硬癌であった。

要精査　カテゴリー 4 または 5

● 症例 4 精査例,腫瘤自覚,石灰化を有する腫瘤(37 歳)

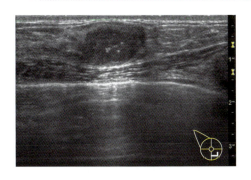

本人が触知して来院。腫瘤は皮下直下に存在するため自覚できているが,明らかな前方境界線の断裂はなく,境界部高エコー像も指摘できない。腫瘤内部に点状エコーが存在した。1.8 cm の乳頭腺管癌であった。

要精査 カテゴリー 4

● 症例 5 検診例,石灰化を有する腫瘤(32 歳)

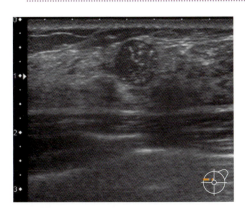

境界明瞭な腫瘤で乳腺実質内に限局している。内部に点状高エコーが複数存在し,石灰化を見ているものと考えられる。任意型検診でまだ若くカテゴリー 3 と判定した。DCIS であった。

要精査 カテゴリー 3

● 症例 6 精査例,腫瘤自覚,石灰化を有する腫瘤(74 歳)

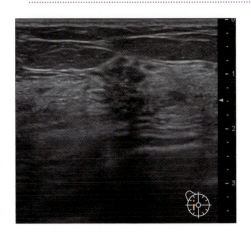

境界不明瞭な縦横比の大きい低エコー腫瘤のなかに点状高エコーが認められた。前方境界線の断裂はない。年齢も考慮しカテゴリー 4 と判定されるが,組織で乳腺症の診断で悪性所見はなかった。

要精査 カテゴリー 4

腫瘤13 → 腫瘤の大きさと縦横比で評価される腫瘤①
5 mm以下の腫瘤は精査不要とする

✓ decision tree

```
                            腫瘍
              ┌──────────────┼──────────────┐
         囊胞性パターン    混合性パターン    充実性パターン
                                              │
                                    境界部高エコー像(halo),
                                      乳腺境界線の断裂
                                        │        │
                                   いずれも(−)  どちらか(+)
                                        │           │
                                        ▼           ▼
```

最大径とD/W	≦5 mm	5<, ≦10 mm	10 mm<
D/W<0.7	2*1	2*1	3, 4
0.7≦D/W	2*1	3, 4	3, 4

*1 形状不整の場合,カテゴリー3以上にすることもある

微細・点状高エコーを複数有するもの

〔「日本乳腺甲状腺超音波医学会編:乳房超音波診断ガイドライン,改訂第3版,p.112, 2014, 南江堂」より許諾を得て改変し転載〕

✓ 5 mm 以下の腫瘤

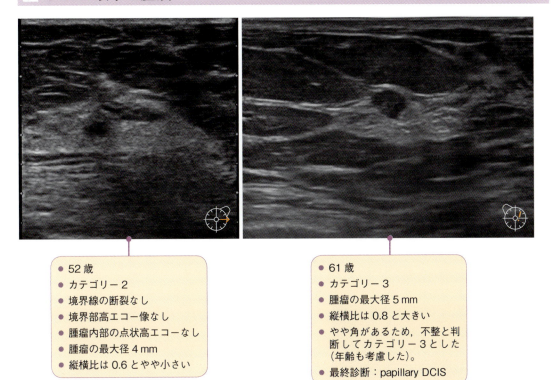

- 52歳
- カテゴリー2
- 境界線の断裂なし
- 境界部高エコー像なし
- 腫瘤内部の点状高エコーなし
- 腫瘤の最大径4 mm
- 縦横比は0.6とやや小さい

- 61歳
- カテゴリー3
- 腫瘤の最大径5 mm
- 縦横比は0.8と大きい
- やや角があるため，不整と判断してカテゴリー3とした（年齢も考慮した）。
- 最終診断：papillary DCIS

✓ 積極的に悪性所見をもたない5 mm以下の腫瘤は精査不要

　腫瘤の大きさと縦横比で評価される腫瘤は，ここまでの decision tree で，境界部エコー像や乳腺境界線の断裂をもたず，また腫瘤内の微細・点状高エコーもない病変ということになる。

　そのなかで大きさ5 mm以下の腫瘤は原則精査不要である。注意したいのは，それらの病変が良性であると断定できるわけではないことである。当然ながら，5 mm以下の病変に癌がないといっているわけではない。しかし，無自覚の女性に対する検診でこのような小さい病変を要精査とすることは，偽陽性や過剰診断を増加させることに直結し，不利益を大きくするばかりであるという判断に基づくものである。

✓ 形態を考慮する

　現在，5 mm以下の腫瘤でも，明らかに不整な形態で悪性を考慮する場合には，カテゴリー3とすることもあるとしている。日本乳腺甲状腺超音波医学会（Japan Association of Breast and Thyroid Sonology；JABTS）の検診の要精査基準では，全体に形態による判断が少ないが，それは，円形や分葉形のいわゆる"整"と分類される乳癌がきわめて多く，形態だけで良悪性の基準を作成しにくいことによる。この要精査基準では明らかな浸潤所見をもたない5 mm以下の腫瘤でも，形状不整な場合，悪性を考慮しているが，筆者らの私見では，上述したような不利益につながる恐れも大きく，今後の要精査基準の見直しも必要となるかもしれない。

● 症例 1　検診例（33歳）

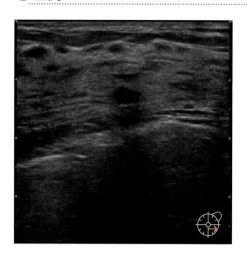

縦横比の小さい低エコー腫瘤。境界は比較的明瞭，最大5 mm。小さい線維腺腫を疑う。その後変化なし。

精査不要　カテゴリー 2

● 症例 2　検診例（54歳）

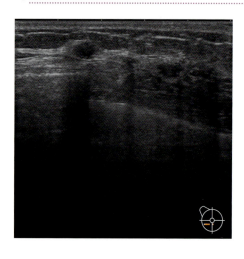

縦横比の小さい低エコー腫瘤，最大約 4 mm。濃縮嚢胞を疑う。線維腺腫の可能性もある。いずれにしても精査不要。

精査不要　カテゴリー 2

● **症例 3**　検診例，乳腺症（49歳）

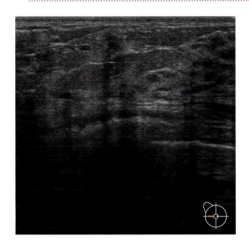

縦横比が大きく，ややいびつな形状である。境界部高エコー像があるようにも見えるが断定できない。最大径 4mm と計測されているが，その形状からカテゴリー 3 とされた。針生検で乳腺症の診断を得ている。

要精査　カテゴリー 3

● **症例 4**　検診例（42歳）

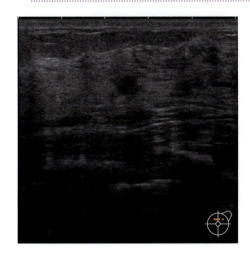

最大径 4mm の低エコー腫瘤。縦横比は 0.7 より大きい。このような低エコーが多発していれば精査不要となる。

精査不要　カテゴリー 2

● 症例 5　検診例，乳腺症（35 歳）

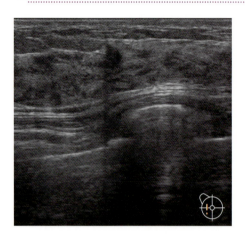

　最大径 5 mm。縦横比は大きい。ややとがったような形態を示している。血流が豊富だったこともあってカテゴリー 3 となった。針生検の結果，乳腺症，悪性所見はなかった。

要精査　カテゴリー 3

● 症例 6　精査例，近傍の癌の広がり診断，自覚なし，乳管内乳頭腫（48 歳）

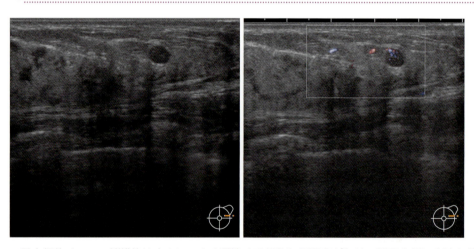

　最大径約 4 mm　縦横比は大きい。すぐ隣接する部位に浸潤癌があり，腫瘤内部に血流も検出され，広がり診断のために組織診が行われた。乳管内乳頭腫の診断であった。

Column 5. エラストグラフィの評価について教えて

　Column 4 で解説したエラストグラフィでの硬さの評価には，elasticity score（Tsukuba score）が知られています。Tsukuba score は伊藤らの提唱した，腫瘤の低エコー領域とひずみの低下部位とを比較したスコア分類です。ターゲットである腫瘤の内部および周囲のエラストグラフィの緑と青の色調から，①腫瘍も周囲も緑に表示される：score 1，②腫瘍内部に緑と青が不規則に混在する：score 2，③腫瘍より狭い範囲で内部が青く表示される：score 3，④腫瘍と一致した範囲が青く表示される：score 4，⑤腫瘍の範囲を超えて青く表示される：score 5 の5段階に分類され，オーバーラップはあるもののスコア3と4の間を良悪性の判定カットオフ値としています。

　このようなカラーパターンによる診断方法は簡便で理解しやすい反面，主観的になりやすいことがあるため，硬さを定量的に評価することを目的に植野らが提唱した手法が strain ratio（FLR；fat lesion ratio）です。FLR は目標とする腫瘤部のひずみ値と皮下脂肪部分のひずみ値の比をとったもので，目標の腫瘤部分が皮下脂肪の何倍硬いかを数値で評価している半定量的手法です。計測は腫瘤部の ROI をBモード像での腫瘤内部からはみ出さないように設定し，皮下脂肪部分の ROI は皮膚と乳腺を含めず，脂肪内に限定して設定します。4.3～5.0 を境界値として，それより大きい場合に悪性をより考慮します。

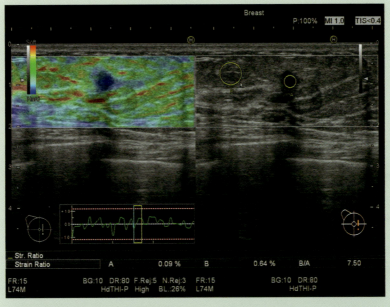

FLR 計測の例を示す。腫瘤部は対照の皮下脂肪の 7.5 倍硬いことが表示されている（74歳，硬癌）。

腫瘤14 → 腫瘤の大きさと縦横比で評価される腫瘤②
5 mmより大きく10 mm以下の腫瘤は原則として縦横比で評価する

✓ decision tree

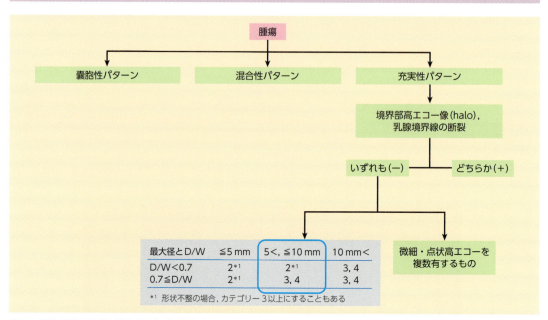

〔「日本乳腺甲状腺超音波医学会編：乳房超音波診断ガイドライン，改訂第3版，p.112, 2014, 南江堂」より許諾を得て改変し転載〕

✓ 5 mmより大きく10 mm以下の腫瘤は原則として縦横比で評価する

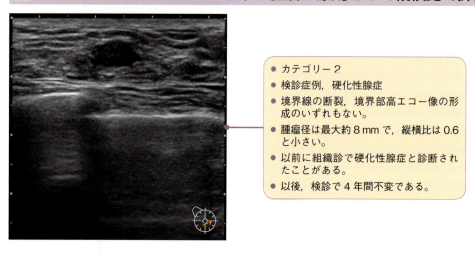

- カテゴリー2
- 検診症例，硬化性腺症
- 境界線の断裂，境界部高エコー像の形成のいずれもない。
- 腫瘤径は最大約8 mmで，縦横比は0.6と小さい。
- 以前に組織診で硬化性腺症と診断されたことがある。
- 以後，検診で4年間不変である。

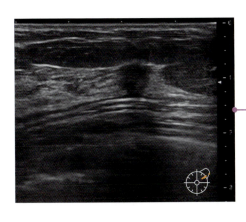

- カテゴリー4
- 検診症例，硬癌
- わずかに前方境界線が断裂しているようにも見えるが断定が難しい。
- 境界部高エコー像ははっきりしない。腫瘤内部の点状高エコーもない。
- 腫瘤の最大径7mmで，縦横比は1と大きい。硬癌であった。

✓ 縦横比(depth width ratio, D/W ratio)

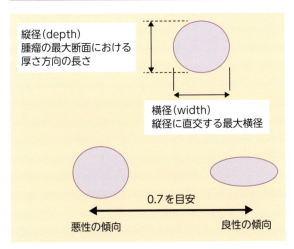

縦横比は腫瘤の最大縦径(厚さ方向, depth)とそれに直交する最大横径(width)の比をいう。計測の際には，境界部高エコー像は入れずに測定する。悪性腫瘍では大きく，良性腫瘍では小さい傾向にあることが知られている("D/W ratio"と記載すると，"/"と"ratio"がダブっているように感じるが，米国では，慣例的に"D/W ratio"と記載しており，それに準じる)。

✓ 縦横比のカットオフ値

　ここでは，縦横比0.7より小さい場合をカテゴリー2として精査不要とし，0.7以上の場合には，カテゴリー3あるいは4として要精査とする。

　この0.7という数値は，JABTS多施設共同研究で最も正診率が高いことが示されたことから採用された。以前から0.7が診断の目安として最も有用であるということは知られていたが，『日本乳腺甲状腺超音波医学会　乳房超音波診断ガイドライン改訂第3版』では多施設における良悪性の結果を示すことができた。ただし，注意したいのは，腫瘤の大きさによって縦横比の信頼性が異なるということである。5mm以下の腫瘤の場合には，良性でも縦横比が大きくなる傾向にあり，逆に2cmを超えて大きくなると，悪性でも縦横比は小さくなる傾向にある。5～10mmは縦横比の信頼度が最も高くなる大きさである。

● 症例 1　検診例(31歳)

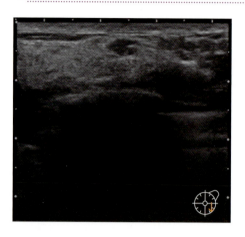

5.8 mm の腫瘤で，縦横比は 0.55。B モードだけで精査不要。エラストグラフィではひずみの低下もなく，カラードプラでは血流もなかった。

精査不要　カテゴリー 2

● 症例 2　検診例(48歳)

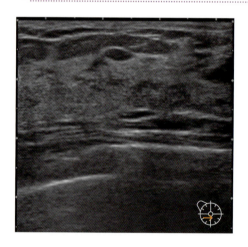

6 mm の腫瘤で，縦横比は十分に小さい扁平な腫瘤。

精査不要　カテゴリー 2

● 症例 3　検診例(60歳)

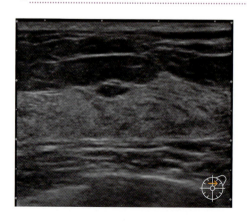

5 mm の腫瘤で，縦横比は十分に小さい内部均一な腫瘤。

精査不要　カテゴリー 2

● 症例 4 検診例（58 歳）

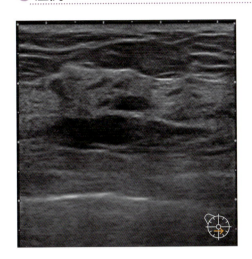

6 mm の腫瘤で，縦横比 0.43。

精査不要　カテゴリー 2

● 症例 5 検診例（38 歳）

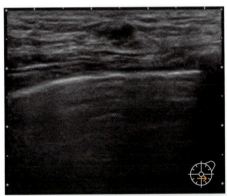

6.7 mm の腫瘤。やや分葉状で境界明瞭粗ぞうである。縦横比は小さい。前方境界線は圧排しているが，明らかな断裂所見をとれない。エラストグラフィで全くひずみの低下を認めないことも参考とした。

精査不要　カテゴリー 2

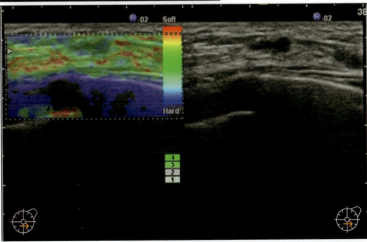

●症例6　検診例（43歳）

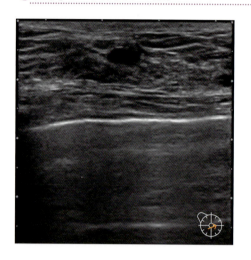

5.7 mmの腫瘤で，縦横比0.51。境界明瞭で内部エコーは均一な低エコーを示す。

精査不要　カテゴリー2

●症例7　検診例（60歳）

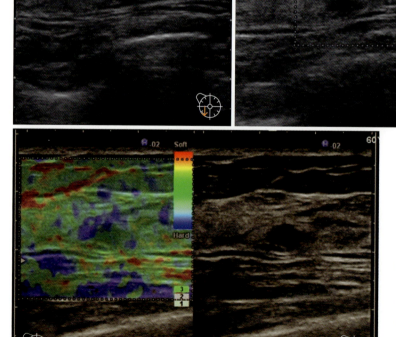

6.1 mmの腫瘤で，縦横比は0.65。Bモードだけでもカテゴリー2とする範疇であるが，やや縦横比が大きめである。ただし，2年前に受診した検診時と全く変化がなく，精査不要とできる。エラストグラフィでひずみの低下がなく，血流もないことも参考にできた。

精査不要　カテゴリー2

● 症例 8　検診例（58歳）

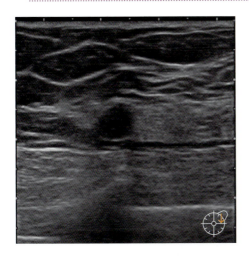

8.0mmの境界明瞭な腫瘤で，縦横比は0.73であった。本来はカテゴリー3の症例であったが，3年前から変化がなく，カテゴリー2と判定し精査不要とした。このように比較はきわめて重要である。

この症例もエラストグラフィでひずみの低下はなく，カラードプラで血流はなかった。

精査不要

● 症例 9　検診例（53歳）

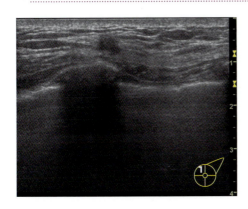

7.3mmの腫瘤で，縦横比は0.6と小さい。しかし形状はやや不整であり，閉経後であることも考慮されてカテゴリー3となった。硬癌であった。

要精査　カテゴリー3

● **症例10** 検診例（75歳）

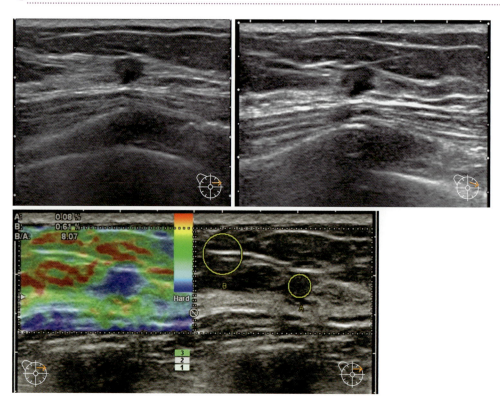

　7mmの腫瘤で縦横比は1に近い。カテゴリー3として精査となった。形状不整であることや年齢も考慮される。精査の結果，乳頭腺管癌と診断された。検診時にエラストグラフィも施行していたが，elasticity score 5, FLRは8と高値を示した。エラストグラフィを用いたカテゴリーは現在定義されていないが，臨床的にはカテゴリー4以上に評価してもよいものと考えられる。

要精査　カテゴリー3

● **症例11** 臨床例（54歳）

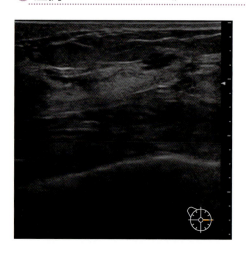

　他部位が乳癌であることがわかっていた症例。7.1mmのやや分葉する腫瘤で，内部はかなり低い低エコーを示している。縦横比は十分に小さく，本来精査不要の判定であるが，乳頭方向に乳管エコーが認められ，術前であったために，組織診まで行い癌は否定された。

● 症例 12　検診発見乳癌の対側症例（37 歳）

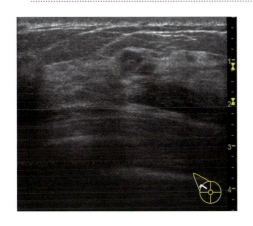

　検診で対側が要精査の結果，乳癌であった症例。9.7 mm の腫瘤でやや分葉している。縦横比 0.7 であった。前方境界線は圧排のみ。検診時には精査とされていなかったが，対側が乳癌であったために，念のため，組織診まで行われた。線維腺腫であった。

● 症例 13　検診発見乳癌の対側症例（45 歳）

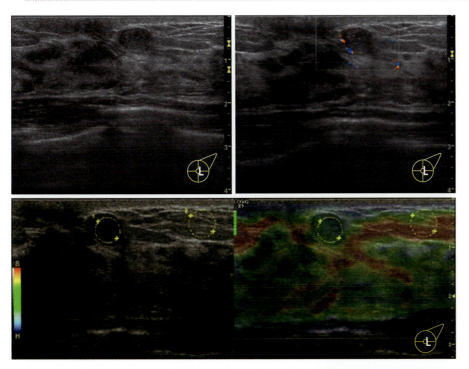

　検診で対側が要精査の結果，乳癌であった症例。乳頭直下で前方境界線の所見が取りにくい。明らかな断裂はないものと判断している。8.2 mm の大きさで縦横比は 0.62 であった。境界明瞭で，乳管内乳頭腫が最も考えられる。対側乳癌のため，術前に組織で確認し，線維腺腫の診断であった。エラストグラフィでは elasticity score 1, FLR は 1.8 と小さく，カラードプラでは辺縁のみに血流があり，良性病変を支持する所見となっている。

腫瘤15 → 腫瘤の大きさと縦横比で評価される腫瘤③
10 mmより大きい腫瘤は原則として要精査とする

✓ decision tree

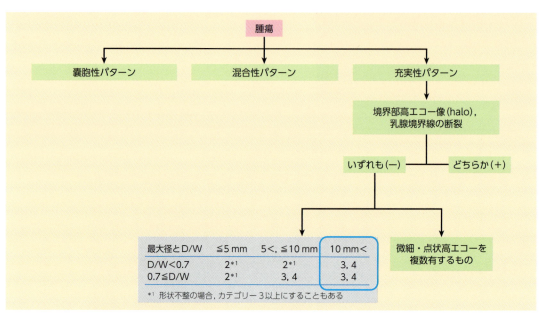

〔「日本乳腺甲状腺超音波医学会編：乳房超音波診断ガイドライン，改訂第3版，p.112，2014，南江堂」より許諾を得て改変し転載〕

✓ 10 mmより大きい腫瘤は原則として要精査

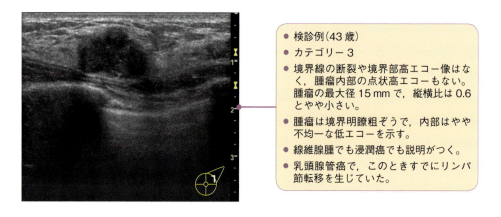

- 検診例（43歳）
- カテゴリー3
- 境界線の断裂や境界部高エコー像はなく，腫瘤内部の点状高エコーもない。腫瘤の最大径15 mmで，縦横比は0.6とやや小さい。
- 腫瘤は境界明瞭粗ぞうで，内部はやや不均一な低エコーを示す。
- 線維腺腫でも浸潤癌でも説明がつく。
- 乳頭腺管癌で，このときすでにリンパ節転移を生じていた。

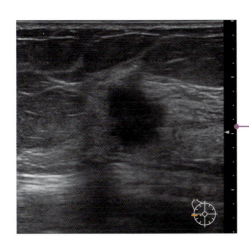

- 検診例(53歳)
- カテゴリー4
- 境界線の断裂や境界部高エコー像はなく，腫瘤内部の点状高エコーもない。
- 腫瘤の最大径12 mmで，縦横比は1.1と大きい
- やや不整な形態で，カテゴリー4と判定した。
- 精査の結果，浸潤性乳管癌，ホルモンレセプター陰性，HER2陰性のトリプルネガティブ乳癌であった。

✓ 1 cmより大きい腫瘤は要精査とする

　境界部高エコー像，乳腺境界線の断裂，腫瘤内の微細・点状高エコーのいずれももたない腫瘤で，1 cmより大きいものはカテゴリー3あるいは4と評価される。

　充実性腫瘤のなかで，典型的な線維腺腫や濃縮嚢胞はすでにdecision treeの前段階で精査不要と判断されており，自覚症状をもたない検診症例では，実際にはこのなかに入ってくる症例数はそれほど多くない。

　この大きさを1 cmとしたのは，最初にJABTSで要精査基準を作成した際，浸潤癌を病期Ⅰで検出したいという意図があった。2 cm以上の浸潤癌はすでに病期Ⅱに入っており，1 cmを超えたところで浸潤癌を検出しようという考えが基本になっていると理解してよい。

✓ 乳癌のサブタイプと形態

　乳癌が女性ホルモンに関連して増大するかどうかは，乳癌の有するエストロゲン受容体(estrogen receptor；ER)，プロゲステロン受容体(progesterone receptor；PgR)にかかわる。また，癌細胞にHer2 (human epidermal growth factor receptor type2)蛋白とよばれる癌の増幅に関与する蛋白が過剰発現しているかどうかで，その発育速度が変わってくる。これらが陽性か陰性かにより乳癌の治療方針が全く異なる。近年では，浸潤癌の大きさより，そのサブタイプのほうが予後に大きくかかわることがわかっている。ホルモンレセプター陽性，Her2陰性乳癌をルミナル乳癌とよび，わが国の浸潤癌の多くを占める。一方，ER，PgR，Her2のいずれもが陰性の乳癌をトリプルネガティブ乳癌とよび，予後不良である。このトリプルネガティブ乳癌は，充実腺管タイプの圧排性発育するものが多く，いわゆる乳癌の典型例とされる硬癌の形態を示すものは少ないことが知られている。サイズと縦横比でその良悪性が判定されるこの基準で，偽陽性を増加させることなく，乳腺境界線の断裂所見や境界部高エコー像の形成のないトリプルネガティブ乳癌の早期発見に貢献できるとすればうれしい。

● 症例 1　検診例（43歳）

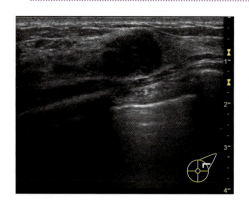

典型例（p104）と同一症例．どの方向からの走査でも前方境界線の明らかな断裂はなく，境界部高エコー像も認められなかった．やや分葉する低エコー腫瘤である．乳頭腺管癌．

要精査　カテゴリー 3

● 症例 2　検診例（47歳）

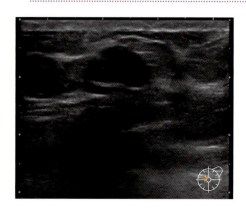

境界明瞭な最大径 13 mm の低エコー腫瘤である．縦横比 0.56 と小さい．乳腺境界線の同定そのものが難しく，脂肪に埋没するような部位にある．精査の結果，葉状腫瘍であった．

要精査　カテゴリー 3

● 症例 3　検診例（65歳）

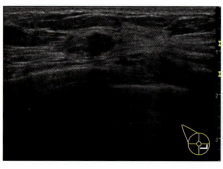 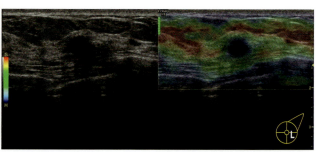

11 mm の縦横比の小さい低エコー腫瘤である．腫瘍内で向かって右の部分は境界明瞭で内部エコーが低く，向かって左の部分は境界不明瞭で内部エコーがやや高い．カテゴリー 3 と判定された．これと直交する方向でのエラストグラフィを示す．elasticity score 4, 年齢も合わせると悪性の可能性が高くなり，総合的にはカテゴリー 4 としてもよい．精査の結果，ルミナルタイプの乳頭腺管癌であった．

要精査　カテゴリー 3

● **症例 4**　検診例（40 歳）

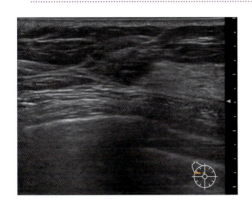

　境界のきわめて不明瞭な腫瘤である。内部エコーはかなり不均一である。前方境界線の断裂所見は微妙で迷うが，少なくとも断定できる所見はなかった。最大径 13 mm。縦横比は 0.53 と小さい。精査の結果，ごく一部（3 mm）に浸潤のある乳癌であった。

要精査　カテゴリー 3

● **症例 5**　検診例（37 歳）

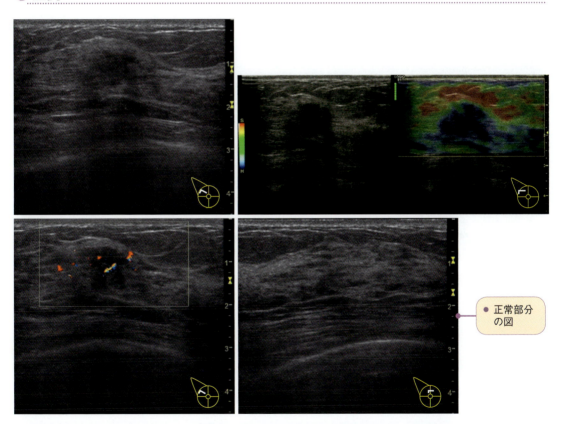

正常部分の図

　境界がきわめて不明瞭な低エコー腫瘤で，最大径約 12 mm と計測された。正常部分と比較すると，この病変がよく認識される。どこまでを腫瘤とするかで縦横比が変わってくると思われるが，検診時 0.72 と計測されている。30 歳代であったこともあり，B モードのみではカテゴリー 3 でよいかもしれないが，人間ドック時，腫瘤内部に血流が検出され，ひずみの低下も強く，浸潤癌の可能性を強く考えた（カテゴリー 4）。浸潤性乳管癌であった。

要精査　カテゴリー 3（B モード）

●症例6　検診例（37歳）

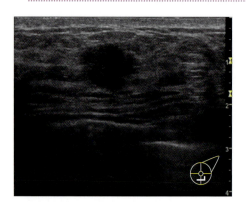

わずかに分葉する低エコー腫瘤である。最大径約14 mm。縦横比 0.75 と高値を示す。後方境界線の断裂があってもおかしくないが，断定できないものとしてカテゴリー3と判定，精査となった。乳管内乳頭腫も鑑別に挙がるが，精査の結果，硬癌であった。

要精査　カテゴリー3

●症例7　検診例（40歳）

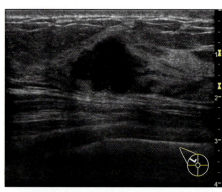 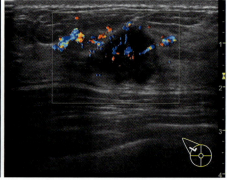

分葉する低エコー腫瘤で，最大径約 16 mm，縦横比は 0.84 と大きい。カテゴリー4と判定した。線維腺腫も鑑別に挙がる。カラードプラで腫瘤内部に入りこむ血流を多く認め，浸潤癌の可能性が高くなった。ルミナルタイプの浸潤性乳管癌，硬癌であった。

要精査　カテゴリー4

● 症例 8　検診例（75 歳）

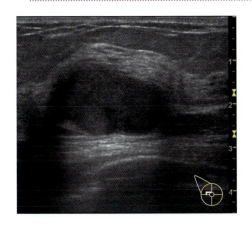

　最大径 31 mm と大きい。内部エコーは脂肪とほぼ等エコーかわずかに低エコーを示す。境界明瞭で後方エコーが強く増強している。縦横比は 0.54 と小さいが，年齢が 75 歳と高齢であり，B モード画像からは粘液癌を考えた。精査の結果，粘液癌であった。

　要精査　カテゴリー 4

● 症例 9　検診例（30 歳）

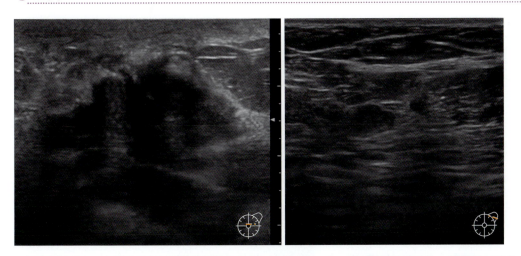

　最大径は 3 cm を超えており検診例ではあるが，自覚もあった。乳頭直下に存在し，腫瘤はかなり大きいにもかかわらず，明らかな境界線の断裂所見を指摘できない。ただし皮膚の肥厚と皮下脂肪のエコーレベルの上昇があり，浸潤癌と断定できる所見である。精査ではルミナルタイプの浸潤性乳管癌であった。リンパ節も小さいが不明瞭で節外浸潤を有していた。

　要精査　カテゴリー 5

Column 6.「ビームコンパウンド」とは

　最近の装置では，ビームコンパウンドや非線形フィルタなどによって，画像のつぶつぶ感つまりスペックルノイズを抑えて，本来の構造物や腫瘤などの病変の充実感を増し，境界の連続性を向上させたり輪郭を強調したりして，病変の視認性を高める機能が盛り込まれています。

　それらの処理のうちビームコンパウンドは空間コンパウンドともいい，送信する超音波ビームに角度をもたせて多方向に送信し，それぞれから得られた反射信号を重ね合わせて断層像を構成するものです。スペックルパターン（干渉波）はそれぞれの方向の送信波でランダムに発生するため，重ね合わせることで相殺されスペックルノイズが低減し，腫瘤などの内部の充実感が増します。また，角度によって十分な反射信号が得られない部位は，それぞれの送信方向で異なるため，複数の反射信号を合成することで互いに補うことになって，腫瘤の境界や構造物の表面などの連続性が向上します。その一方で腫瘤の後方エコーや外側陰影といった，アーチファクトながら判読に有用な所見も重ね合わせによって相殺されてしまい，わかりにくくなってしまうという難点があります。

　さらに，スペックルノイズを低減して病変の視認性が向上する反面，腫瘤の辺縁などの細かな性状が失われることは否めません。よほど極端な設定でない限り，明らかな病変を見誤ることはないでしょうが，画像処理を強くかけた加工しすぎた画像では，良性か悪性か判断に迷うような症例での微妙な判読ができないと思われ，適度な使用が望まれます。

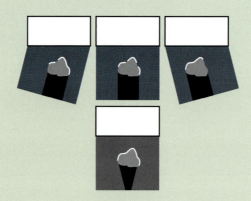

多方向へ送信して得られた反射信号を合成して断層像を構成する。

III 非腫瘤性病変

非腫瘍性病変1 → 乳管拡張に関連する所見 ―正常のバリエーション

乳頭下の無エコーの乳管は正常のバリエーション

✓ 正常のバリエーションとしての乳管のシェーマ

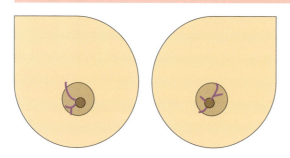

✓ 正常乳管の典型例

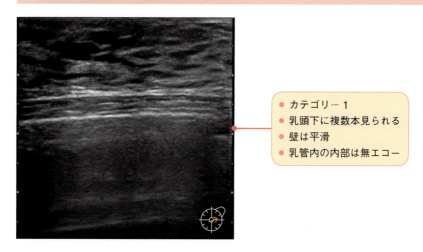

- カテゴリー1
- 乳頭下に複数本見られる
- 壁は平滑
- 乳管内の内部は無エコー

✓ 拡張乳管を示す疾患の説明

① 正常のバリエーション

　乳頭乳輪直下に乳管が開いていることは，よく経験する正常のバリエーションである。両方の乳房で見られることも多いが，片側乳房のこともある。通常，1本のみ見られることは少なく，複数認識できることが多い。また乳輪下に短く開いて見えることが多い。これは授乳期であるかどうかとは無関係であり，閉経後女性であっても見られる所見である。通常正常のバリエーションの場合，拡張乳管内は無エコーである。

② 分布に注意する

　乳頭下に拡張乳管が見られた場合，それが末梢まで長く伸びているかどうかをまずチェックする。さらに片側の1つの腺葉に一致するような形で存在する場合には，その腺葉になんらかの増殖性病変が存在する可能性を示しており，注意が必要である。両側に多方向に見られる場合には，要精査としない。

症例 1　正常乳管（47歳）

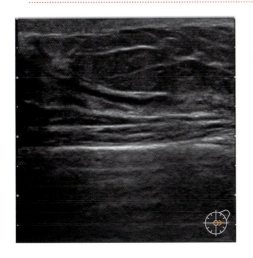

左3時方向に伸びる乳管が認められる。乳管壁は平滑で内部は無エコー。

精査不要　カテゴリー1

症例 2　正常乳管（59歳）

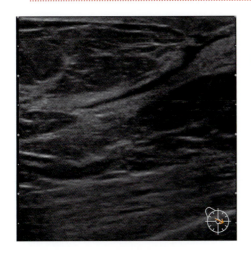

右9時方向に伸びる乳管が認められる。乳管壁は平滑で内部は無エコー。

精査不要　カテゴリー1

症例 3　正常乳管（32歳）

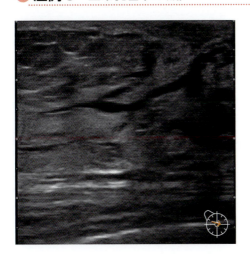

右10時方向に伸びる乳管が複数本認められる。やや蛇行しているが，乳管壁は平滑で内部は無エコー。

精査不要　カテゴリー1

● 症例 4　正常乳管（44 歳）

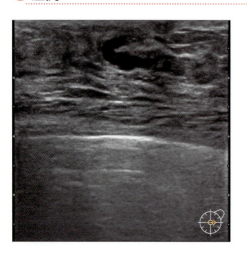

乳輪下に短く蛇行する乳管が見られる。壁は平滑で明らかな乳管内増殖性病変は認められない。やや拡張が目立つ場合はカテゴリー 2 としてもよい。

精査不要　カテゴリー 1 または 2

● 症例 5　正常乳管（58 歳）

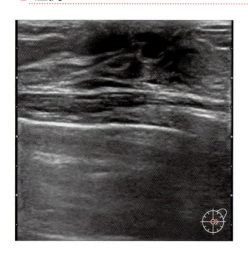

乳頭直下で拡張した乳管が一部嚢胞様に見える。複数認められる。正常乳管としてよい。

精査不要　カテゴリー 1

症例 6　正常乳管（50歳）

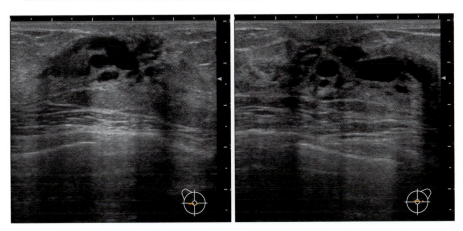

著明に拡張した乳管が両側の乳頭下に認められる。かなり太いが，拡張乳管内に明らかな充実性病変を認めない。拡張乳管内にわずかにエコーが見えるが，これは濃縮した分泌物を見ているものと考えられる。

精査不要　カテゴリー 1 または 2

症例 7　正常乳管（55歳）

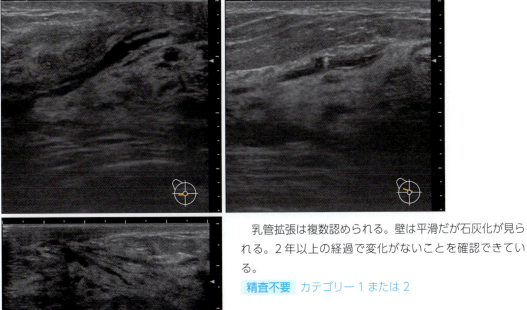

乳管拡張は複数認められる。壁は平滑だが石灰化が見られる。2年以上の経過で変化がないことを確認できている。

精査不要　カテゴリー 1 または 2

症例 8　正常乳管（70歳）

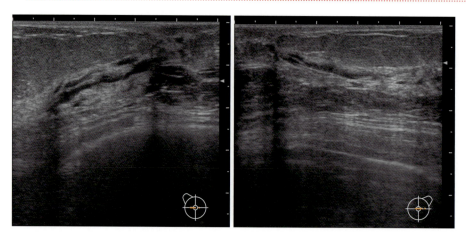

両側乳房の拡張乳管が比較的末梢まで追えている。壁は平滑。年齢は関係なく，正常といってよい。

精査不要　カテゴリー 1

症例 9　正常乳管（59歳）

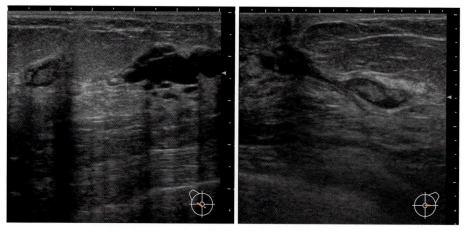

著明に拡張した乳管内に高エコーが見える。濃縮した内容物である。2年以上経過して変化はない。

精査不要　カテゴリー 2

Column　7．検査の環境について考えよう

　超音波診断装置の操作盤やモニタの高さは一様に高く，例えば，所見記載用の机やパソコンの高さと比べると一目瞭然です．検査時に使用する椅子やベッドの高さとの対比も不自然であり，そのため検者は無理な姿勢を強いられることとなって頸や肩，腰に大きな負担がかかってしまいます．高い位置にあるモニタを見上げる姿勢は苦痛が伴います．観察する際の検者の視線はやや下がることが望ましいです．上体を左右に傾けることも負担がかかりますし，探触子を持つ腕を挙上することも負担が大きく，肘関節が90°に曲がって楽に走査できるぐらいがよいでしょう．これらのことは学会などで機会を設けて要望を発信してきましたが，最近の装置は高さをおさえてモニタの位置調節も容易になるなど，ようやく検者の姿勢に配慮したものが散見されるようになってきました．

　検査室の明るさも検査に影響する大きな要因であり，部屋全体の明るさに加え，装置の背後に明るい窓がある，検査者の背後の照明が画面へ映り込むなどすると，眼の疲労や認識力の低下につながります．液晶モニタの装置では部屋を真っ暗にする必要はなく，むしろ薄明るいほうが認識しやすいのですが，習慣で暗くし続けている例も少なくありません．こうした環境整備については，厚生労働省からPCオペレータなどを対象としたVDT作業の労働衛生管理についてのガイドラインが出ており参考になります．意外と認識されていませんが，超音波検査もVDT作業に含まれているのです．

　出張検診などでは机をベッドの代用にしたり，照明の位置が悪かったり，本来検査すべき場所ではない悪い条件のもとで検査せざるをえないことも少なくありません．無理な状況で検査を続けることは検査の精度や検者の健康，つまり被検者にとっても検者にとってもよくありません．以上のような内容をまとめたものが，日本超音波医学会から『超音波検査者が安全・快適で健康的に働くための提言』としてホームページで公開されています．また，日本超音波検査学会のホームページでは「安全で快適な超音波検査を行うために」というページを設けています．みなさんの健康を保つためにぜひ1度読んでみてください．

非腫瘍性病変2 → 乳管拡張に関連する所見 ―要精査とすべき乳管

乳管内部に充実エコーがみられた場合は要精査とする

☑ 要精査と注意すべき乳管の所見のシェーマ

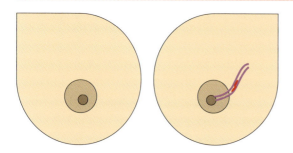

☑ 非浸潤性乳管癌の典型例

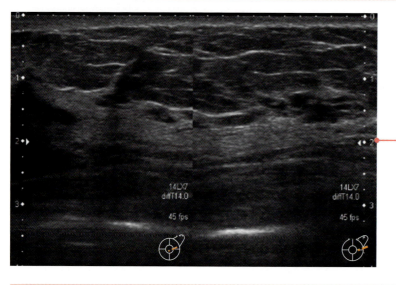

- カテゴリー4
- 一方向のみ
- 乳管内の内部に充実性部分が存在する
- 立ち上がりがなだらか

拡張乳管を示す疾患の所見

① 拡張乳管の分布に注意する

拡張乳管に気がついたら，その分布をよく観察しよう．片側のみ一方向，あるいは一区域に複数の拡張乳管が検出された場合には，まず要注意である．

② 拡張乳管内の充実性エコーに注意する

拡張乳管が見られたら，その壁と内部をよく注意して検索する．乳管内増殖性病変の場合，内部に充実性エコーが見られ，さらにその壁の肥厚が生じていることもある．充実性病変が見られたら，その立ち上がりをチェックする．急峻な立ち上がりの場合には，乳管内乳頭腫の可能性が高くカテゴリー3，なだらかな場合に

は，DCIS や乳管内成分を主体とする乳癌の可能性を考慮してカテゴリー 4 とする。充実性部分に石灰化を考えさせる点状高エコーが存在する場合には，癌の可能性が高まる。

③ 拡張乳管の周囲にも注意

内部とともに拡張乳管の周囲にも注意したい。DCIS の場合，拡張乳管の周囲あるいは末梢に境界不明瞭な低エコー域や小さい腫瘤が存在することもある。

④ カラードプラによる血流をチェック

カラードプラでのチェックが可能な場合，乳管内および乳管周囲の低エコー域内の血流を評価することが参考になる。検診の場合には基本は B モードであるが，非常に hypervascular な場合には DCIS の可能性が高くなるといってよいであろう。

● **症例 1**　血性分泌を主訴に来院，乳管内乳頭腫（29 歳）

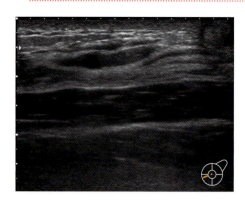

　左乳房 8 時方向のみに拡張乳管が検出されている。拡張乳管内には，比較的急峻な立ち上がりを有する充実性部分が存在している。拡張乳管の壁は平滑で，充実性部分は均一な低エコーを示す。乳管内乳頭腫として典型的である。

要精査　カテゴリー 3

● **症例 2**　血性分泌を主訴に来院，乳管内乳頭腫（50 歳）

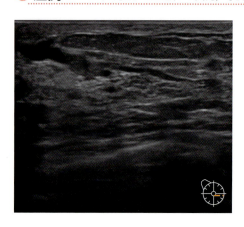

　右乳房 4 時方向にのみ拡張乳管が認められる。充実性部分の立ち上がりは比較的急峻であったが，乳管の広狭不整があり，充実性部分は不均一である。DCIS の可能性も考慮したが，最終的には乳管内乳頭腫であった。

要精査　カテゴリー 3

症例 3　検診例，乳管内乳頭腫（35 歳）

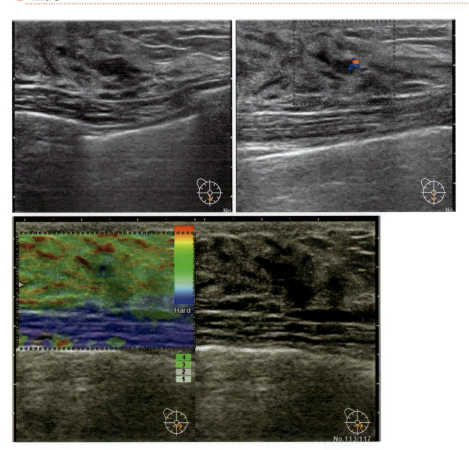

　右乳房 5 時方向のみ拡張した乳管が認められる。乳管は広狭不整で，腫瘤様の低エコーに連続する。充実性部分は不均一な低エコーを示している。わずかに点状の血流が認められる。乳管内乳頭腫を最も考えるが，DCIS も考慮される。

要精査　カテゴリー 3

症例 4　検診例，乳管内乳頭腫（72 歳）

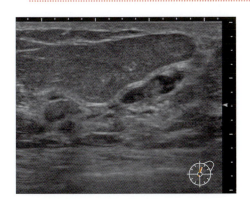

　左乳房 1 時方向に拡張乳管が認められる。そのなかに断続的に充実性部分が複数認められる。乳管内部の充実性部分は乳頭状の急峻な立ち上がりであった。72 歳という年齢を考慮すると，まず DCIS を考えカテゴリー 4 と評価したが，実際には乳管内乳頭腫であった。

要精査　カテゴリー 4

● 症例 5　血性分泌を主訴に来院，乳管内乳頭腫（35 歳）

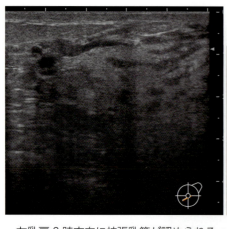
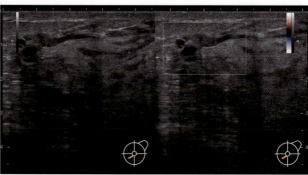

左乳房 8 時方向に拡張乳管が認められる。壁は平滑だが，わずかに広狭不整で末梢に充実性部分を有する。カラードプラでわずかに点状の血流信号を検出した。

要精査　カテゴリー 4

● 症例 6　血性分泌を主訴に来院，DCIS（69 歳）

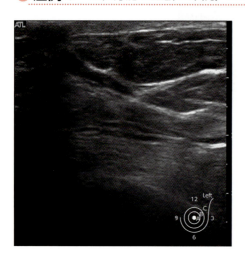

乳頭直下から短い拡張乳管が描出されている。乳管内には不規則な充実性部分が認められる。乳管の広狭不整はなく壁は平滑である。乳管内乳頭腫，69 歳という年齢を考慮すると DCIS も考慮される。画像的には乳管内乳頭腫が考えやすくカテゴリー 3 と評価したが，DCIS であった。

要精査　カテゴリー 3

症例7　血性分泌を主訴に来院, DCIS (73歳)

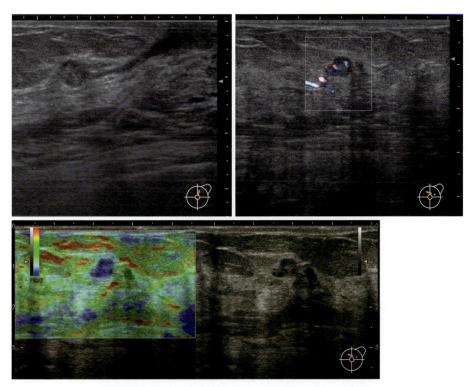

　拡張乳管の末梢に小さい低エコー腫瘤が存在する。内部エコーは比較的高いが，大きさのわりに血流が多く，ひずみの低下も認められる。乳管内乳頭腫は hypervascular で，ひずみの低下も見られる良性腫瘍であり，この症例では画像的には十分に考慮される。しかし，73歳という年齢を考慮して DCIS を考え，カテゴリー4と評価した。最終的には DCIS であった。

要精査　カテゴリー4

症例8　検診例, DCIS (46歳)

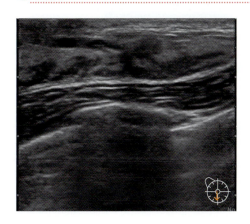

　拡張乳管が乳頭直下から末梢に伸び，不明瞭な低エコー域に続いていく。乳管内にも充実性の増殖性病変が存在し，末梢にも不明瞭な低エコー域が存在する。積極的に浸潤を示す所見はなく，DCIS を最も考慮した。カテゴリー4と評価された。病理組織学的に DCIS が判明した。

要精査　カテゴリー4

● 症例 9　腫瘤を自覚して来院，DCIS（35歳）

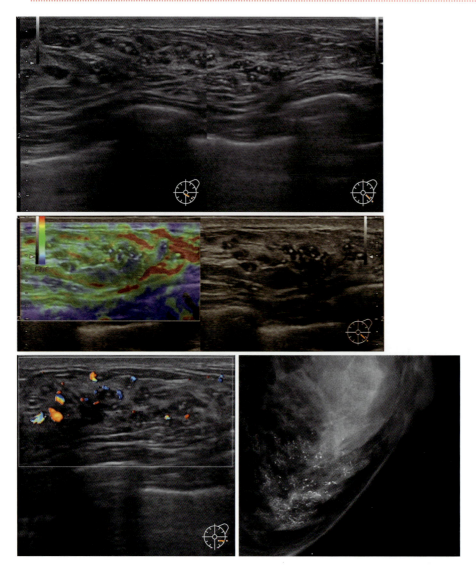

　左乳房 4 時方向に拡張乳管が認められ，下外側領域を占拠している。拡張乳管内は充実エコーで埋められ，石灰化を示す点状高エコーが無数に認められた。比較的血流が多いが，ひずみの低下は認められなかった。典型的な DCIS のパターンの 1 つである。浸潤所見は認められない。
　この症例のマンモグラフィを参照する。左下方に区域性分布を示す多形性石灰化が多数認められており，乳管内成分を主体とする乳癌を示した。
　要精査　カテゴリー 4

症例 10　検診例，invasive micropapillary carcinoma（59歳）

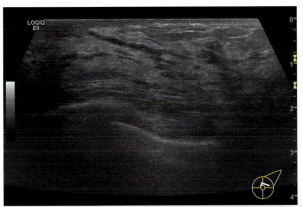

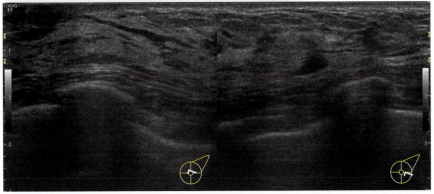

　拡張乳管が乳頭から末梢まで広範に存在する。乳管は広狭不整が目立たず壁も平滑で内部の充実エコーも均一に見えるが，乳管に沿って不整な小さい低エコー腫瘤が配列した。そのなかには点状高エコーもわずかに存在した。DCIS を強く考え，カテゴリー 4 と判定した。病理組織学的には，1 cm を超える浸潤部分を有する invasive micropapillary carcinoma であった。

要精査　カテゴリー 4

●症例 11　検診例，浸潤癌と乳管内成分（43歳）

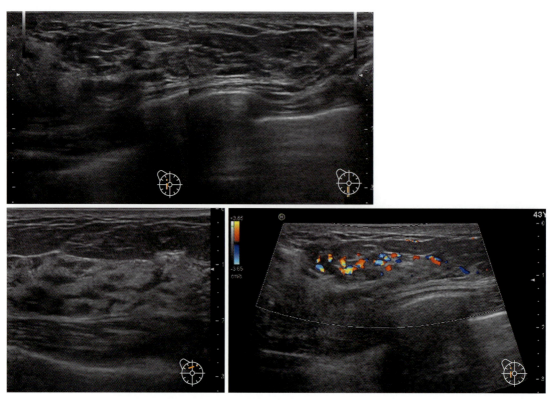

　右乳房下外側に拡張乳管が融合して低エコー域にも見える構造がある。正常乳腺組織とはこの区域で明らかに異なる性状である。この拡張乳管部分はかなり hypervascular であり，DCIS を強く考慮した。術後最終病理では，1.7 cm の浸潤部分を有する乳管内成分優位型の乳癌であった。

要精査　カテゴリー 4

●症例 12　検診例，乳管内乳頭腫（37歳）

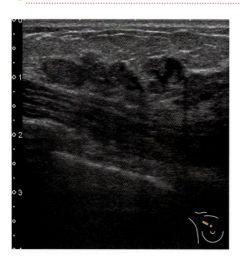

　右乳房 C 領域に，囊胞状に拡張した乳管が数珠状に配列する。充実性増殖が強いので，囊胞状に拡張した乳管内は充実性部分で占められ，わずかに分泌による無エコーが認められる。DCIS と乳管内乳頭腫の両方が考えられる。37 歳という年齢を考慮し，カテゴリー 3 と評価した。乳管内乳頭腫であった。

要精査　カテゴリー 3

Column　8．どんな画像を記録すればいいの？

「異常なし」

　JABTS の『乳房超音波診断ガイドライン』では，異常がない場合は，「その乳腺の状態を表現できるような画像を最低 1 断面は記録する」としています。これはリアルタイムで観察する超音波検査において，断面を何枚記録してもすべてを見ましたという担保にはなりえないため，最低 1 断面は記録するということを意味します。ただ，施設によっては，A，B，C，D の各領域を記録しておく，C 領域の乳腺の多い部分を記録しておく，必ず乳頭直下を入れた断面を追加するなどなど，さまざまな方法があります。それぞれの記録がもつ意味をよく考えて記録してください。少なくとも後から見て，その被検者の乳腺の状態が想起できるような，また病変の部位との対比ができるような記録を残してください。

「嚢胞」

　同じく「明らかな嚢胞は 1 断面のみ記録する」とし，また「嚢胞が多発している場合は代表的な断面を記録する」としています。重要なのは嚢胞すべてを記録，計測することではなく，多発する嚢胞のなかに充実エコーを伴った腫瘤性病変が存在するのかどうかを検索することです。所見に記載することが決められているからといって，嚢胞の縦横比まで計測している例も見られますが，全くもってナンセンスとしかいいようがなく，そのようなところに労力を割くのは本末転倒です。

「腫瘤」

　JABTS の『乳腺超音波診断ガイドライン』では，「明らかな嚢胞を除く腫瘤については，最大断面とそれに直交する断面を記録する」とし，「内部エコーを伴い充実性成分を否定できない嚢胞性腫瘤や，明らかに線維腺腫と考えられる腫瘤も同様に扱う」としています。どちらかというと検診より精査に傾きますが，腫瘤の大きさや部位がわかる断面に加えて，形状や辺縁などの所見や点状高エコーなど，その病変の特徴がよく現れている断面の記録を追加するとよいでしょう。特に良悪性の判定が微妙な所見を呈する病変では，読み取った情報を表現する手段と捉えます。悪性と考えられる病変では，乳頭方向や乳腺辺縁，皮膚や乳腺後隙，大胸筋など周囲への広がりがわかる断面や，複数の病変がある場合には相互の関係がわかるような断面を記録すると有用です。

「非腫瘤性病変（低エコー域）」

　同じく非腫瘤性病変の場合は，「その病変の代表的な断面をできれば複数画像記録するとともに対側の同一部位も記録するのが望ましい」としています。明らかな腫瘤を作らないような低エコー域を呈する病変の場合には，そのエコーレベルや大きさ，乳腺の厚みの増加，点状高エコーの有無，場合によっては血流の情報など，周囲と異なっていることが伝わる断面を多めに記録するとよいでしょう。さらに，これらの所見はこの部位だけにあるという局在性を表現するために，同側の他領域や対側の同部位を記録しておくと比較ができて説得力が増します。

　いずれの場合も，漫然としていくつも断面を記録するのではなく，病変の大きさや位置，性状，広がりなど目的をもって記録するようにしましょう。

非腫瘍性病変3 → **乳腺内低エコー域—正常のバリエーション，精査不要の低エコー域**

両側，多発して見える低エコー域は正常のバリエーションのことが多い

✓ 低エコー域の分類

以下の3つに分けて整理すると表現しやすい。いずれかに分類しないとならないということではなく，併存する場合や3分類の間のような形態のものある。

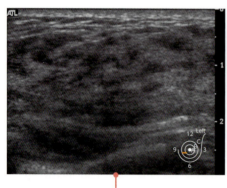

- 豹紋状
- 粒状，豹紋状の比較的小さい低エコー

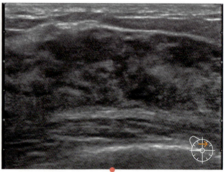

- 地図状
- 豹紋状低エコー域が地図のように癒合したように見えるもの

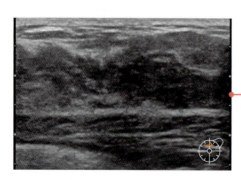

- 不明瞭な低エコー域
- 豹紋状低エコー域が癒合して，不明瞭な低エコー域として認識されるもの

3 乳腺内低エコー域—正常のバリエーション，精査不要の低エコー域

✓ 正常のバリエーションとしての低エコー域

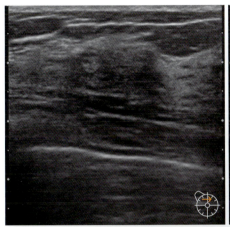
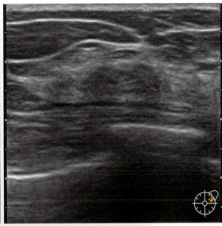
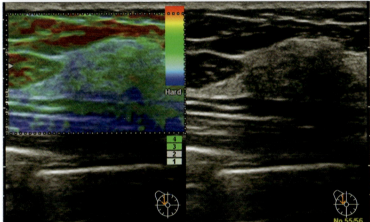
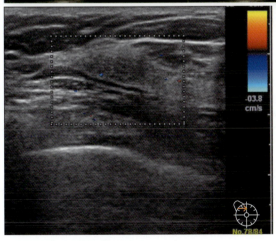

- 両側乳房に多発して存在する。
- 明らかな腫瘤形成はない。
- 低エコー域の見られる乳腺実質に肥厚がない。
- 血流は検出されないか，あるいはわずかに検出されるのみ。
- ひずみの低下もない。

乳腺実質の年齢による正常パターン

① 閉経前女性の豹紋状パターン

　個人差もあるが，閉経前の女性の場合，全体に均等な豹紋状パターンを示すことが多い。これを乳腺症などと考えて要精査にすることがあってはならない。豹紋は乳頭から末梢に向かって極性の乱れなく続く。放射状方向で走査すると，乳管エコーとして認識でき，その直交方向で走査すれば豹紋状として認識される。

　乳管エコー内部には線状高エコーが認識できる。特に乳頭に近い部分では，低エコー乳管内に2本の平行する線状高エコーが描出できる。2本の線状低エコーは乳管の壁であり，その周囲の低エコーは乳管をとりまく膠原線維の密な間質であることがわかっている。

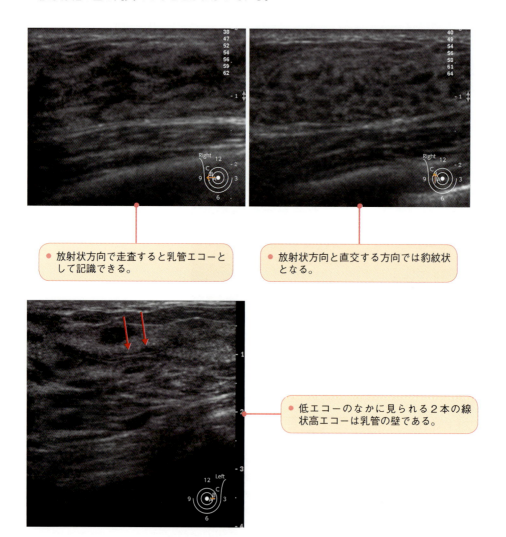

- 放射状方向で走査すると乳管エコーとして認識できる。
- 放射状方向と直交する方向では豹紋状となる。
- 低エコーのなかに見られる2本の線状高エコーは乳管の壁である。

② 閉経後女性の均一な高エコー

閉経後になると，乳腺実質は退縮し，全体が浮腫状間質の多い均一な高エコーになっていく。しかし個人差が大きく，前述したような豹紋状パターンを示す場合も少なくない。

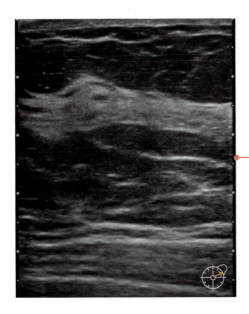

● 閉経後の均一な低エコー

③ 正常のバリエーションとしての低エコー域

豹紋状パターンは正常乳管とその周囲の膠原線維の密な間質であるが，この豹紋状構造と乳腺末梢の小葉構造ははっきりと区別できない。臨床上問題とならない乳管や小葉内の良性の増殖性病変で，豹紋状パターンの粒が大きくなり，癒合して低エコー域を形成するものがある。

「乳腺の発達および退行からの逸脱（aberration of normal development and involution；ANDI）」という概念があり，女性ホルモンに生理的な範囲を超えて過剰反応した乳腺組織を指すが，この豹紋状パターンや低エコー域はそれに相当すると考えられる。ANDIという用語はわが国では定着せず，病気ではないかと誤解される"乳腺症"は批判や議論が多いにもかかわらず，よく使われる用語となっている。このような低エコー域については，検診で要精査にする必要はない。

鑑別のためには，低エコー域部分の乳腺の厚さ，分布に注意し，血流情報や硬さ情報も参照するとよい。もちろん年齢も重要である。

④ 要精査とする基準―乳腺実質の厚さ，分布に注意する

両側乳房に全体に均等に分布する低エコー域はまず問題ない。拡張乳管と同様に，片側の1つの腺葉に一致するような形で存在する場合には，その腺葉になんらかの増殖性病変が存在する可能性を示しており，注意が必要である。また低エコー域部分の乳腺の厚さが，ほかの部分と比較して，明らかに肥厚しているような場合には注意が必要である。

検診の場合，基本的にはBモードで行うが，可能な場合あるいは精査の場合には，血流情報や硬さ情報も参照するとよい。avascular である場合やわずかな血流を検出するのみである場合，まず生命予後に関わる病変である可能性はきわめて低い。また，動的検査で変形の強いものやエラストグラフィでひずみの低下のない軟らかいものであれば，これも同様である。

● **症例 1** 検診例，正常低エコー域（50 歳）

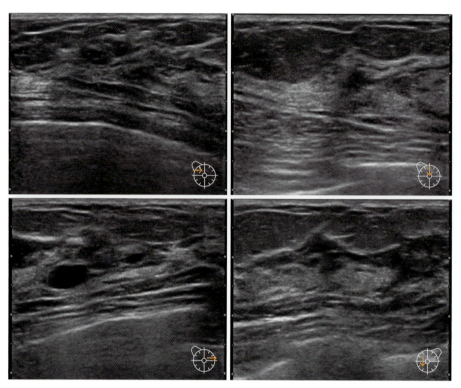

両側乳房にところどころ，豹紋〜地図状の低エコーが散在し，右 3 時方向には小さい嚢胞も存在する。

精査不要　カテゴリー 2

● **症例 2** 検診例，正常低エコー域（42 歳）

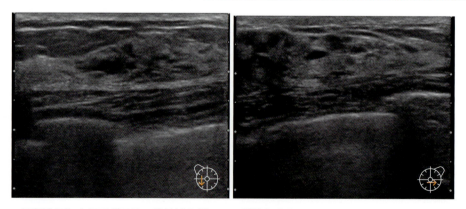

両側乳房にところどころ，豹紋状の低エコーが散在する。

精査不要　カテゴリー 1

症例 3　検診例，正常低エコー域（48歳）

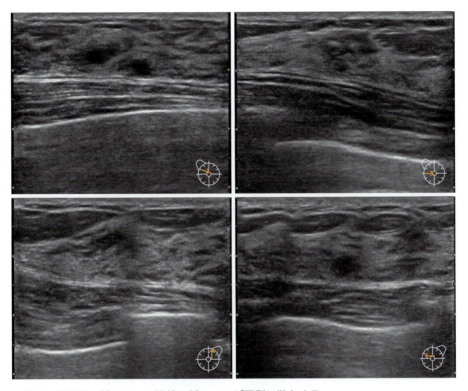

小さい豹紋状の低エコーや線状の低エコーが両側に散在する。

精査不要　カテゴリー1

症例 4　検診例，正常低エコー域（48歳）

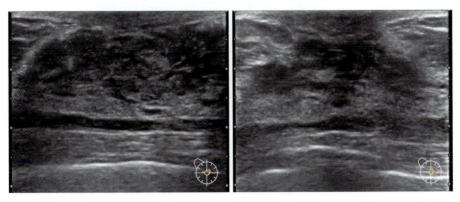

ともに地図状から不明瞭な低エコー域が見られる。特に，乳頭下でこのような低エコーを示す症例は多い。

精査不要　カテゴリー1

症例 5　検診例，正常低エコー域（40 歳）

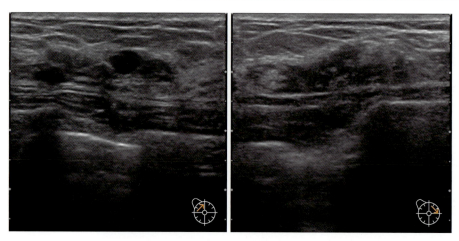

不明瞭な低エコー域が両側乳房に認められる。囊胞が混在することも多い。

精査不要　カテゴリー 2

症例 6　検診例，正常低エコー域（47 歳）

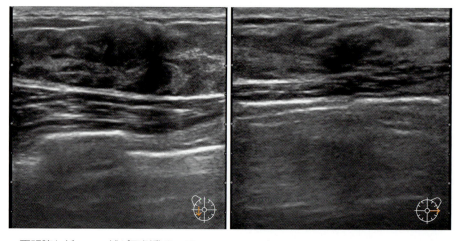

不明瞭な低エコー域が両側乳房に認められる。左乳房 3 時方向の低エコーは一見腫瘤様に見えるが，同様の低エコーが多発している。低エコー部分での乳腺の厚さは高エコー部分と同様である。

精査不要　カテゴリー 1

症例 7 検診例，正常低エコー域（45 歳）

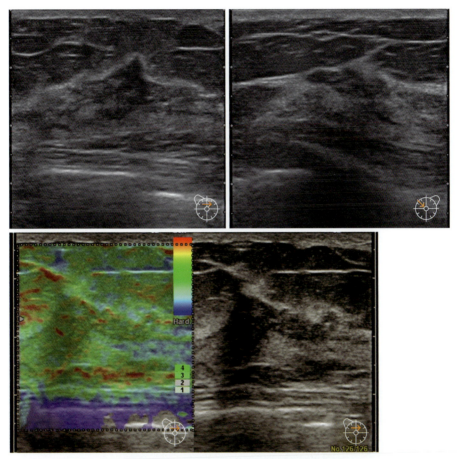

　両側乳房に散在する低エコー域。右乳房 12 時方向で一部浅部に向かって突出するように見える部分がある。時にクーパー靱帯の直下など，このような突出として見えることがある。血流や動的検査が参考になることがある。この症例では，エラストグラフィで全くひずみの低下がないことが示された。

精査不要　カテゴリー 1

● 症例 8　検診例，正常低エコー域（70 歳）

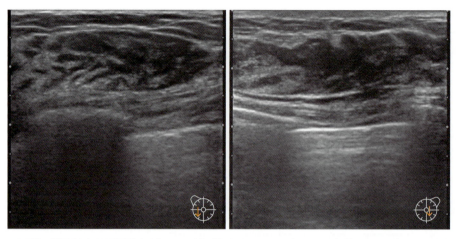

　両側に地図状から不明瞭な低エコー域が存在する。70 歳という高齢であるが，自覚症状はなく，検診受診症例である。両側ともに均等に散らばる低エコー域であり，精査不要である。

精査不要　カテゴリー 1

● 症例 9　検診例，糖尿病性乳腺症（49 歳）

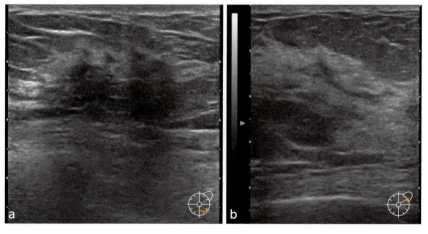

　左乳房 D 領域に不規則な低エコー域が認められる。正常乳腺組織が透けて見えるような低エコーで，後方エコーがわずかに減弱する。ここに示した静止画のみでカテゴリー 2 とするのは難しいが，糖尿病の治療中であることがわかっており，糖尿病性乳腺症と診断できる。b に正常部分を示した。片側のことも両側のこともあり，限局病変のこともある。

症例 10　検診例，硬化性腺症（42 歳）

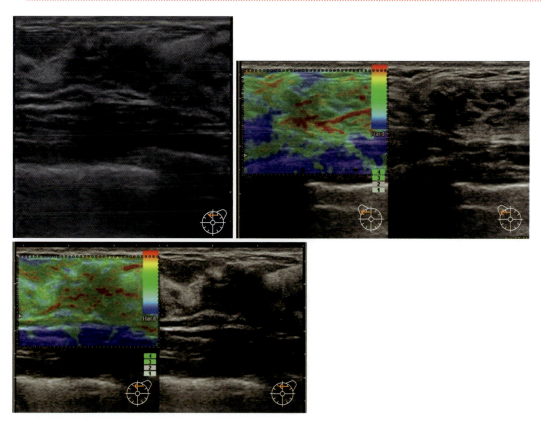

　左乳房 12 時方向に不明瞭な低エコー域が存在する。B モードだけで判定するのは意外に難しいが，ほかの領域にも同様の低エコーがあることと，エラストグラフィで全くひずみの低下がないことを考えると，カテゴリー 2 としてよい。

精査不要

非腫瘍性病変4 → 乳腺内低エコー域—要精査とすべき低エコー域

区域性あるいは局所性に存在する場合は要精査とする

✓ 要精査と注意すべき低エコーの所見のシェーマ

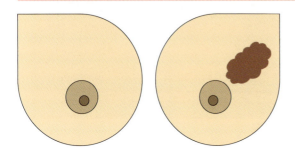

✓ 乳腺内低エコー域で考慮すべきもの

正常のバリエーションを除き，基本的に乳管内あるいは小葉内の増殖性病変である。
- 正常のバリエーション
- いわゆる乳腺症とよばれるもの：乳管上皮過形成，硬化性腺症，線維症など
- DCIS
- 浸潤癌（非浸潤癌が優位で一部に浸潤を有するもの，画像に反映されているのは非浸潤癌の部分）
- 浸潤癌（浸潤癌そのものが不明瞭な低エコー域で示される）

基本的に無症状で受診されるはずの検診では，正常のバリエーションが大多数である。正常のバリエーションと良性の増殖性病変を含む乳腺症などをなるべく要精査としないことが重要である。浸潤癌そのものが低エコー域で示される症例は進行癌であることが多く，自覚症状を有することが多い。

✓ 乳腺内低エコー域を示す非浸潤性乳管癌の典型例

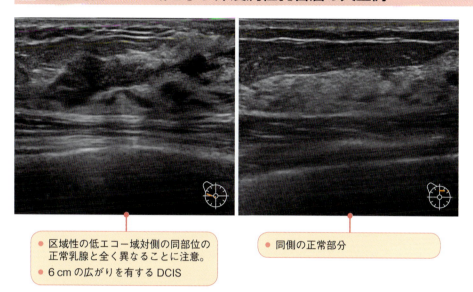

- 区域性の低エコー域対側の同部位の正常乳腺と全く異なることに注意。
- 6cmの広がりを有するDCIS

- 同側の正常部分

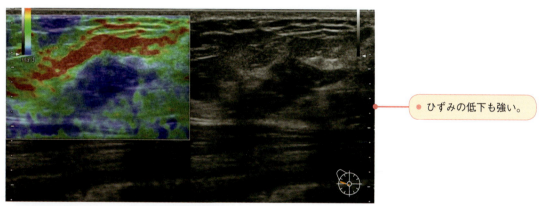

- ひずみの低下も強い。

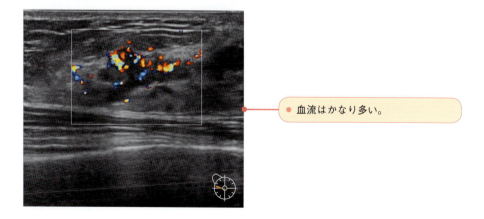

- 血流はかなり多い。

✓ 乳腺内低エコー域で要精査にすべき所見

① 乳腺内低エコー域の分布に注意する

　乳腺内低エコー域に気が付いたら，その分布をよく観察しよう。片側のみ局所性に存在する場合，あるいは腺葉構造に一致するような分布を示した場合には，まず要注意である。

　そのためには，検査中必ず同側乳房の異なる部位や対側乳房の異なる部位をチェックして，比較して評価することが重要である。

② 低エコー域内の石灰化に注意する

　充実性部分に石灰化を考えさせる点状高エコーが存在する場合には，悪性の可能性が高まる。

　ただし，US 上の点状高エコーは拾いすぎに注意する必要があり，すでにマンモグラフィで判明している石灰化を確認するという順序をたどることが多い。

③ 血流所見に注意

　検診の場合，基本は B モードであるが，カラードプラを使用できる状況で非常に hypervascular な病変と判明した場合は，乳癌の可能性が高くなるといってよいであろう。参考所見として利用するとよい。また，検診で要精査とされた症例での精査にはぜひ使用したい。

④ 硬さ情報

　動的検査やエラストグラフィも参考になる。しかし，非浸潤癌では変形が強かったり，ひずみの低下がなかったりすることもあり，浸潤癌と同じ基準では使用できない。しかし，血流情報と併せて参考所見として利用するとよい。

● 症例 1 　腫瘤を自覚して来院．DCIS（72 歳）

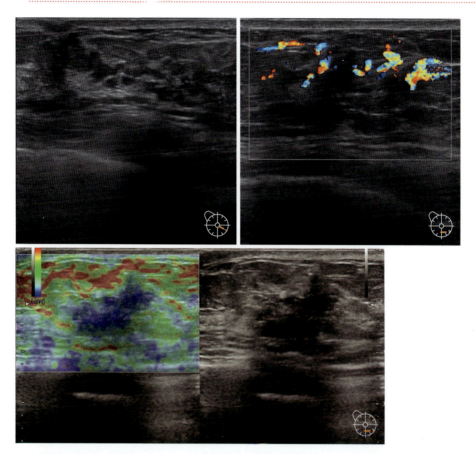

　右乳房 B 領域に豹紋状パターンが数珠状に区域性に配列する．病変は乳頭まで進展する．低エコー部分には血流も多く，ひずみの低下も認められた．年齢を考慮すると，ほぼ DCIS と考えてよい．カテゴリー 4（年齢を考慮すれば 5 でもよい）．

要精査　カテゴリー 4 または 5

● 症例 2　検診 MG で異常を指摘されて来院，精査 US, DCIS（39 歳）

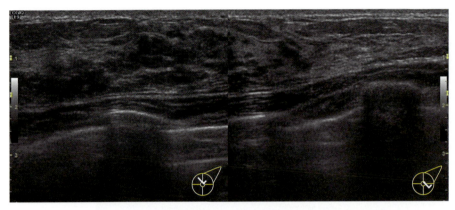

　左乳房の乳頭を挟んで，A-C-D-E 領域に広範に進展する低エコー域が認められる。豹紋状から一部癒合して地図状，不明瞭な低エコー域を示す。画像右端の正常部分に比較して，低エコー部分の乳腺実質の厚さが厚くなっている。カテゴリー 4 と判定した。7 cm の DCIS であった。

`要精査` カテゴリー 4

● 症例 3　検診例，DCIS（50 歳）

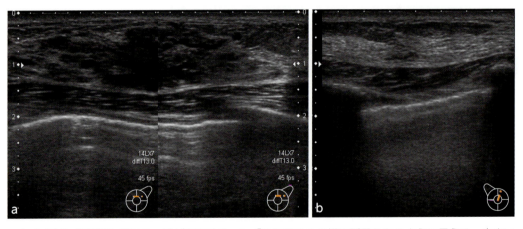

　左 C 領域に不明瞭な低エコー域が存在する。わずかにひきつれ様の所見もあるように見える。小さい囊胞も混在している（a）。対側乳腺（b/正常部分）と比較すると，病変の存在がはっきりする。カテゴリー 4 と判定した。背景に乳腺症を有する DCIS で，その範囲は 1.3 cm であった。

`要精査` カテゴリー 4

● **症例 4** 検診 MG で石灰化を指摘された精査 US，DCIS（66 歳）

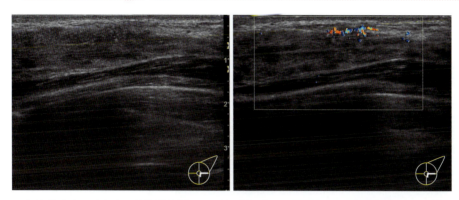

　左 3 時方向にきわめて不明瞭な低エコー域が広がり，そのなかに一部点状高エコーが認められた。その部分に一致して血流信号も認められた。点状高エコーは，検診マンモグラフィで指摘された石灰化に相当すると考えられる。7.5 cm の広がりを有する DCIS であった。

要精査　カテゴリー 4

● **症例 5** 検診例，2 mm の浸潤部分を有する浸潤癌，非浸潤部分 4 cm（39 歳）

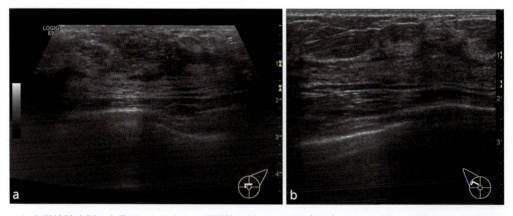

　無自覚検診症例。左乳房 12 時方向に不明瞭な低エコー域が広がっている（a）。乳頭直下は時に低エコーが目立つことがあるが，右乳房の乳頭直下の正常部分（b）と比較すると，病変の存在がよりはっきりする。わずかに石灰化を疑う点状高エコーも認められた（a）。同部位に血流も比較的多く検出され，カテゴリー 4 と判定した。低エコーに反映された組織は，ほとんどの部分は乳管内癌であった。

要精査　カテゴリー 4

● **症例 6** 検診例，1.2 cm の乳頭腺管癌 3.5 cm の in situ（44 歳）

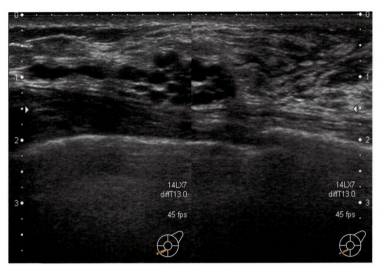

　左乳房 B 領域に豹紋状パターンの低エコーから一部無エコーにも見える数珠状，区域性配列する病変が認められる。乳頭直下の正常乳管の低エコーとかなり太さや形態が異なる。3.5 cm の乳癌でそのなかに 1.2 cm の浸潤部分が存在した。

要精査　カテゴリー 4

● **症例 7** 検診例，乳頭腺管癌 3 cm の浸潤部分，非浸潤部分 10 cm（42 歳）

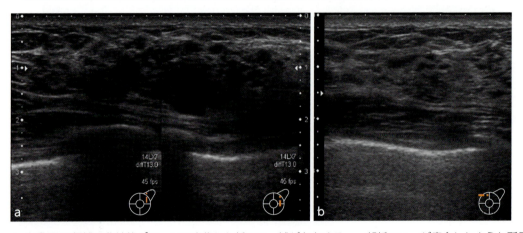

a 左乳房 C 領域に豹紋状パターンの密集した低エコー域が存在する。一部低エコーが癒合したような所見もある。10 cm におよぶ広範な乳癌で，3 cm にわたり浸潤部分が認められた。
b 正常部分の超音波像。

要精査　カテゴリー 4

●症例 8　検診例，浸潤性小葉癌（50歳）

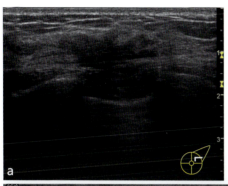

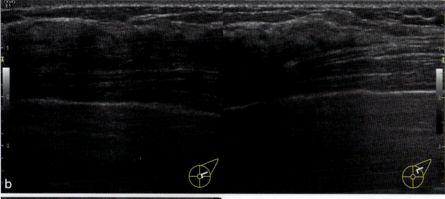

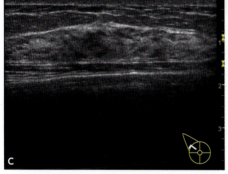

　左乳房 C 領域に不明瞭な低エコー域が広範に進展する。腫瘤といえる輪郭がなく，前方境界線の断裂などの浸潤所見を欠く（a，b）。しかし，対側右乳房の C 領域（c/正常部分）と比較すると，明らかに病変として認識できる。低エコー域そのものが，正常乳腺構築を破壊することなく進展する浸潤性小葉癌であった。

要精査　カテゴリー 4

● **症例 9** しこりを自覚して来院，精査 US，乳管内乳頭腫（39 歳）

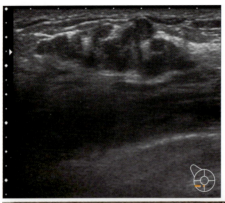

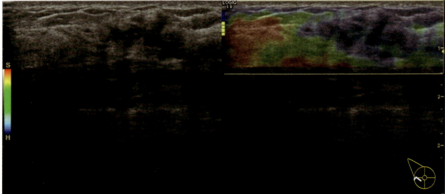

　右乳房 D 領域に，豹紋状の低エコーが大きくなって融合したような地図状低エコーが存在する．エラストグラフィでひずみの低下が認められる．乳管内乳頭腫は癌との鑑別の難しい良性病変であるが，この症例もカテゴリー 4 と判定した．組織診で乳管内乳頭腫と診断された．

要精査　カテゴリー 4

● 症例 10　対側乳癌術前の US 検査，自覚なし，乳管乳頭腫症（上皮過形成，55歳）

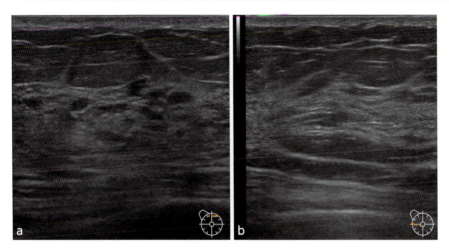

　右乳房 12 時から 1 時方向に豹紋状の低エコーが区域性に進展する（a）。他の部分はよく保たれており（b/正常部分），術前 MRI でもよく造影されたが，組織診で乳管上皮過形成であることが判明した。

要精査　カテゴリー 3

● 症例 11　検診例，腺症（60歳）

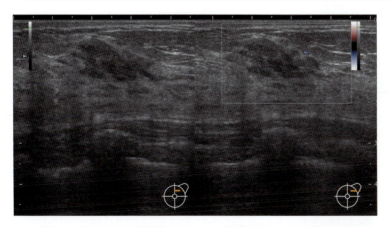

　左乳房 12 時方向のみ不明瞭な低エコー域が存在し，その部分の乳腺実質が厚くなっている。60 歳という年齢もあり，DCIS を考えて要精査とした。血流は全く検出されずカテゴリー 3 と判定した。組織の結果，腺症と判明した。ほかの実質部分が全く保たれており，年齢を考慮すると，精査とせざるを得なかったといえる。

要精査　カテゴリー 3

非腫瘍性病変5 ▶ **構築の乱れ**

US単独で要精査とできる症例は少ない

✓ 構築の乱れのイメージ

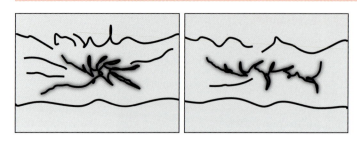

1点あるいは複数個所にひきつれや周囲組織のけん引を有する。明らかな腫瘤としての病変を認識できない。

✓ 構築の乱れの典型例

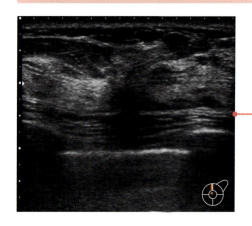

● 周囲乳腺および脂肪をけん引する低エコー域

✓ 構築の乱れの定義と鑑別疾患

① 定義

　乳腺実質内に1点あるいは限局して集中するひきつれを指す。良悪性にかかわらず，組織の収束性変化に起因すると考えられる。腫瘤や低エコー域に伴うことが多く，単独所見の頻度は低い。明らかな構築の乱れを断定できる場合はカテゴリー4，疑いの場合はカテゴリー3とするとされているが，カテゴリー3と4の所見の違いはまだ明確にされておらず，今後の課題となっている。

　また，実際の検診では，超音波で積極的に構築の乱れ単独の所見をもって要精査とする症例に遭遇することは少ない。マンモグラフィで指摘された異常に対応する所見として，精査USで描出されることのほうが多いと考えられる。マンモグラフィで指摘された異常がUSで描出できれば，次のステップとしてUSガイド下の組織診などのアプローチが容易となり，臨床的にはきわめて重要である。

② 鑑別疾患

構築の乱れは良悪性の両方で起こりうる。鑑別疾患は以下に示す通りである。

- 悪性疾患：浸潤癌，硬化性腺症などを背景にしたDCIS
- 良性疾患：硬化性腺症，放射状硬化性病変
- その他　：術後瘢痕，術前化学療法後の線維化

術後瘢痕はその部位に手術が行われたことが断定できれば，カテゴリー2と判定できる。しかし，時に皮膚面の創と乳腺実質の切除部位は異なることもあり，注意が必要である。例えば乳輪切開でアプローチするような場合，創は乳輪部分にあるが，構築の乱れはもともと病変のある部位に存在し，乳輪直下のみではないはずである。術後相当の年数が経過していると検診受診の機会もある。

診療の場では，術前化学療法で浸潤癌そのものが消失し線維化を残してCR（完全奏効），あるいはそれに近い形になることを経験する。そのような場合には，腫瘍が消失して構築の乱れだけが残存することを経験する。検診の場ではこのような症例はないが，臨床的には知っておきたい所見である。

症例 1　精査例，検診 MG で構築の乱れを指摘，自覚なし（50 歳）

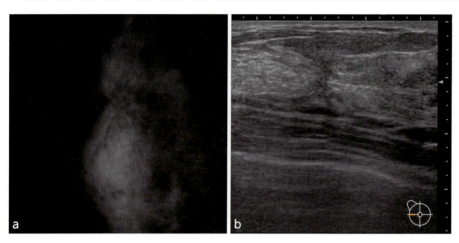

a 右乳房内外斜位（medio-lateral oblique，MLO 撮影）
乳頭よりやや上方部分にひきつれ所見（構築の乱れ）が認められる。構築の乱れの中心には明らかな腫瘤形成はない。

b 超音波でも，それに相当する部位に構築の乱れが生じている。中心は脂肪とほぼ等エコーを示し，明らかな腫瘤の形成はない。カテゴリー 4 と判定される。この部位を狙って組織診が行われたが，乳管内の乳頭状増殖はあるものの，悪性所見はなく 3 年が変化なく経過している。構築の乱れははっきりしていて，検診例であったとしても要精査となるであろう。

要精査　カテゴリー 4

症例 2　精査例（30 歳）

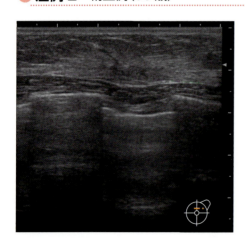

わずかに低エコー域があり，周囲をけん引している。明らかな腫瘤としての輪郭はなく，低エコー部分のエコーレベルも比較的高く，脂肪よりわずかに低い程度。組織診の結果，乳管，小葉の増生があるものの，上皮に異型はなく，2 年が変化なく経過している。

検診例であったとすると評価はかなり難しい。けん引所見がきちんととれればカテゴリー 3 となる。

要精査　カテゴリー 3

● 症例 3　精査例，検診 MG で構築の乱れを指摘，自覚なし，硬化性腺症（58 歳）

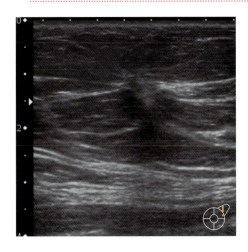

構築の乱れがあり，周囲乳腺組織および脂肪組織をけん引している。中心部分には明らかな腫瘤形成は認められない。組織診を行って硬化性腺症と診断された。病変も小さくカテゴリー 4 と判定した。

要精査　カテゴリー 4

● 症例 4　検診例，放射状硬化性病変（46 歳）

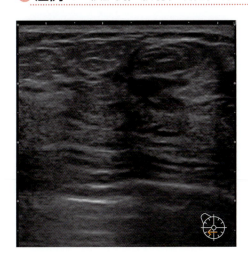

不明瞭な低エコー域に合併して，軽度の引き込み所見が認められる。乳腺症でも十分に説明がつくと考え，閉経前年齢であることも考慮し，カテゴリー 3 と判定した。

要精査　カテゴリー 3

● **症例 5** 精査例,検診 MG で病変を指摘,自覚なし(53 歳)

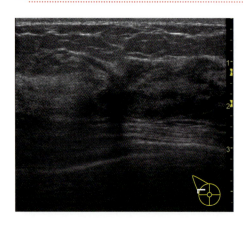

構築の乱れを有する低エコーが認められる。クーパー靭帯内にも低エコーが生じている。中心はやや低エコーであるが,明らかな腫瘤形成は認められない。硬化性腺症を背景とする DCIS であった。

要精査 カテゴリー 3

● **症例 6** 精査例,検診 MG で病変を指摘,自覚なし,浸潤性乳管癌(65 歳)

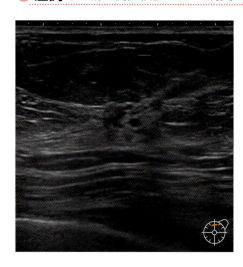

小さい低エコーや線状の低エコーが不規則に配列し,そこに向かってひきつれが生じている。明らかな腫瘤形成はなく,超音波検査単独で見れば,カテゴリー 3 とできるかどうかも難しい。この所見はマンモグラフィで指摘された構築の乱れに相当する限局病変で,エラストグラフィでひずみの低下もあることからカテゴリー 4 と判定した。

● 症例 7　精査例，腫瘤自覚，浸潤性乳管癌（77歳）

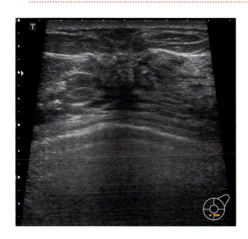

不明瞭な低エコー域があるが，その内部は完全に低エコーの病変として認識されず，比較的高エコー部分も混在する。周囲をわずかにけん引して，低エコーと構築の乱れが併存するような形態となっている。前方境界線もわずかに断裂し，けん引されている。カテゴリー4と判定した。

要精査　カテゴリー4

● 症例 8　精査例，術前化学療法後完全奏効（74歳）

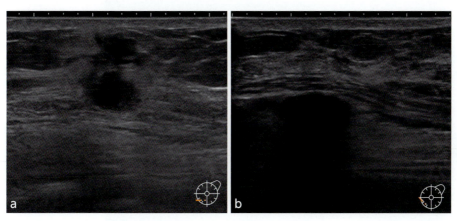

a 境界不明瞭な縦横比の大きい低エコー腫瘤がある。境界部高エコー像が厚い浸潤癌である。

b 術前化学療法後，腫瘤は線維化を生じつつ縮小し，周囲をけん引する構築の乱れ像を示すのみとなった。術後，完全奏効にいたっており，すでに癌はすべて消失していた。

● 症例 9　検診例（52 歳）

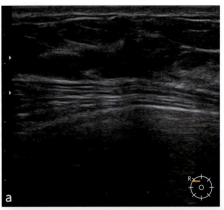

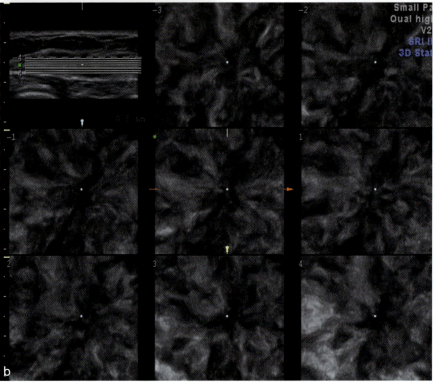

　通常の B モードでは，不明瞭な低エコー域として認識される。わずかに引き込み所見もあるように見えるがはっきりしない。カテゴリー 4 と判定した。b にこの症例の 4D 探触子から作成した coronal image を示した。この画像では，周囲組織をけん引する所見が明らかとなっている。

　通常の超音波検査で 4D 走査を行うことはあまりないと考えられるが，この 4D で示されたような周囲をけん引する所見は，3D 走査でもリアルタイムに認識できる。この症例は adenosis（腺症）であった。通常の超音波検査でも立体的な理解をしながら走査することが重要である。

要精査　カテゴリー 4

Column 9.「ゲイン」と「ダイナミックレンジ」とは

　ゲインは「画像の明るさ」を調節するもので，受信した信号の増幅の強弱を調整しています。送信音波のパワーを調節しているのではないことは知っておきましょう。ゲインを上げれば明るい画像となり，下げれば暗くなります。上げすぎると無エコーの部分もグレー調となって内部エコーがあるように見え，高エコーの部分が白く飛んで全体に飽和した画像となります。反対に下げすぎると，画像全体が暗くなって低エコーの部分は無エコーと区別がつかなくなりますし，画像全体が見えにくくなります。ノイズを軽減するためか，暗めの画像が好まれるような傾向がありますが，必要な情報が欠落していることもあって好ましくありません。

　ダイナミックレンジは「画像のコントラスト」を調節するもので，真っ黒から真っ白までの階調の細かさを調整しています。数値を小さく，つまり狭くすればコントラストが強く硬い画像となり，数値を大きく，つまり広くすればコントラストが弱く軟らかい画像となります。コントラストが強めのほうが病変を認識しやすいとはいえ，強すぎると無エコーと低エコーの区別がなくなり，すべて真っ黒になって質的な判読ができなくなってしまいます。高エコーの部分も白くギラギラした画像になってしまいます。乳腺ではダイナミックレンジをやや広めとして，病変の性状を読み取れるようにしましょう。Column 10（p158）で解説するティッシュハーモニックイメージでは，ファンダメンタルイメージと比べてコントラストがついているため，ダイナミックレンジを広めに設定することが多いです。いずれも頻回に調節する項目であり，特にゲインはフォーカスとともに検査中常に触ってないといけないはずです。なお，ゲインもダイナミックレンジも各社，各装置によってまちまちなため，ある程度似通った数値にはなるものの，一定の数値基準として示すことができません。

非腫瘍性病変6 → **多発小嚢胞**
多発小嚢胞単独病変は精査不要とする

✓ なぜ多発小嚢胞単独病変は精査不要としてよいか

　多発小嚢胞を示す疾患には乳腺症と DCIS をはじめとする乳癌の両方がある。しかし，乳癌であった場合でもそのほとんどが悪性度の低い，きわめて早期の乳癌であり，次回の検診で検出したとしても生命予後にはかかわらない乳癌であることがわかってきた。さらに，多発小嚢胞で示される病変のほとんどが良性病変であり，これを要精査とすると偽陽性と過剰診断を築くのみであることがわかり，『乳房超音波診断ガイドライン改訂第3版』から，多発小嚢胞単独所見は要精査としないこととなった。きわめて妥当なものと考えられる。

● 症例1　検診例（35歳）

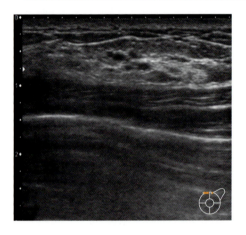

　小さい嚢胞が集簇し限局して存在する。要精査としない。

精査不要　カテゴリー2

● 症例2　検診例（40歳）

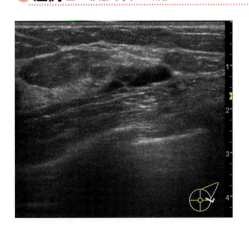

　やや大きい目の嚢胞である。集簇して存在する。要精査としない。

精査不要　カテゴリー2

症例 3　検診例（46 歳）

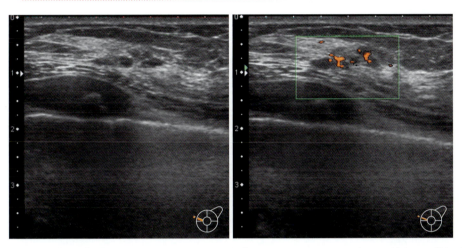

　小さい嚢胞が集簇して存在する。カラードプラでは，かなり vascularity が高い。他に病変があり，要精査となって組織まで確認することとなった。結果的には乳癌であったが，通常この病変のみであった場合には，要精査としない。現時点で要精査としなくても，生命予後にはまずかかわらないものと考えられるきわめて低悪性度の DCIS であった。

精査不要　カテゴリー 2

症例 4　精査例，検診 MG で石灰化を指摘された，自覚なし（52 歳）

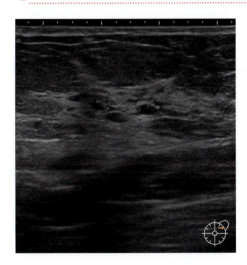

　小嚢胞集簇に石灰化が合併している。検診マンモグラフィで石灰化を指摘された要精査となり，精査 US として行われた。集簇する石灰化に点状高エコーが存在し，マンモグラフィ上の石灰化に一致した。DCIS であった。石灰化と考えられる点状高エコーも単独所見としては要精査としないが，マンモグラフィ上での石灰化に対する精査として超音波検査が行われる場合には，それに相当する点状高エコーを描出できることも多い。

　もしこのような所見を検診でみても，精査不要である。

精査不要　カテゴリー 2

Column 10.「ティッシュハーモニックイメージ」とは

　教科書などで見られる超音波の説明には，波型の正弦波の図がよく描かれています。しかし，実際にわれわれが使っているのはそういった横波ではなく縦波つまり疎密波です。疎密波を生体に照射した場合，「疎」つまり音圧が低い部分では送信波より音速が遅くなり，反対に「密」つまり音圧が高い部分では音速が速くなります。そのような音速の差によって伝播する波形が歪み，もとの送信波の周波数の整数倍（例えば 2MHz に対して 4MHz のような）の高調波成分を生じます。その高調波を利用して画像を描くのがティッシュハーモニックイメージ（tissue harmonic imaging；THI）です。ただ，組織からの反射波には，基本波成分と高調波成分が含まれているため，そこから高調波成分を取り出す必要があります。その方法には，音波をコード化したり，位相を反転させた音波を送信して不要な成分を打ち消し合うようにしたり，複数の周波数を組み合わせてその差分を用いるなど，各社各様の技術を用いて必要な信号の抽出が行われています。腹部エコーなどでは THI が一般化して久しく，もはや使っていることを意識されていないかもしれませんが，乳腺など体表臓器領域は体表近くの浅い部位に存在するため，超音波の伝搬距離が短くて十分な歪みが生じにくく，THI の応用が遅れていました。現在は一般的になった感があります。

　さて，そのような高調波を使って描画する利点ですが，音圧が高い部分は超音波ビームのなかでも中心部分に集中するため，基本波に比べてビーム幅が狭くなり，方位分解能の向上が期待できます。また，ノイズの原因となるサイドローブはメインローブに比べて信号強度が低く，基本波に比べて信号強度の低い高調波ではメインローブよりもさらに低い強度のサイドローブが抑えられてノイズが低減し，コントラスト分解能が向上します。

　THI を用いた画像を見ると，高周波成分での散乱が増加するため，皮下脂肪のエコーレベルが以前の画像と比べて高くなっているように感じることが多いです。それを意識してか，装置によっては皮下脂肪のエコーレベルを低く抑えているかのような印象を受けるものもあり，最近の装置では，皮下脂肪のエコーレベルが一定していない傾向があります。

IV その他

乳腺内外の明らかな精査不要所見

腫瘤や非腫瘤性病変として分類できない精査不要な所見を知っておこう

　乳房内の乳腺実質以外由来のものは当然乳癌の可能性はなく，精査不要とできる。また乳腺内のものであってもリンパ節や過誤腫は明らかな良性病変である。以下に，代表的な症例を示しておく。

● 皮膚病変

a 皮脂腺嚢胞

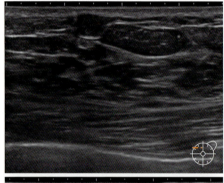

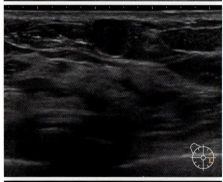

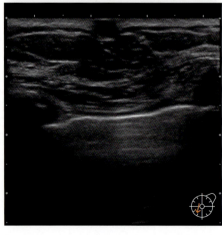

　皮膚病変が明らかであれば当然，精査不要である。皮脂腺嚢胞，粉瘤，脂肪壊死などが含まれる。

精査不要 カテゴリー1または2

b 粉瘤

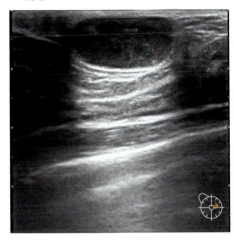

　皮膚病変が明らかであれば当然，精査不要である。皮脂腺嚢胞，粉瘤，脂肪壊死などが含まれる。

精査不要　カテゴリー 1 または 2

c 脂肪壊死

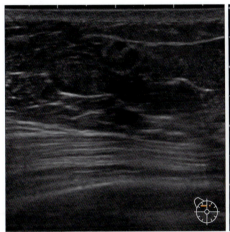
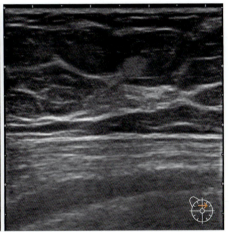

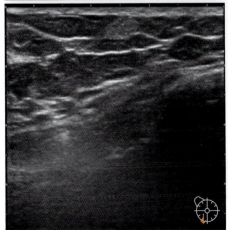

　皮膚病変が明らかであれば当然，精査不要である。皮脂腺嚢胞，粉瘤，脂肪壊死などが含まれる。

精査不要　カテゴリー 1 または 2

● 腋窩反応性リンパ節腫大

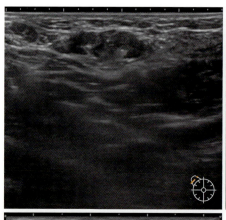
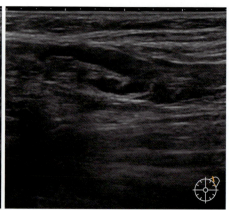
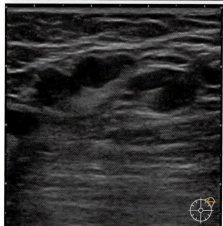

基本的に検診ではリンパ節は見ないことが多い。しかし，乳癌と考えられる病変が検出された場合には，腋窩まで観察しておくと精査の際に参考になる。ただし，関節リウマチでは反応性に大きく腫大することを知っておきたい。経験的にはアトピーの場合も同様である。多くの場合，両側性である。

精査不要　カテゴリー1または2

● 乳房内リンパ節

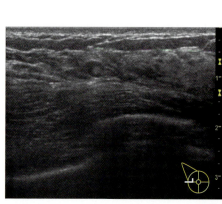
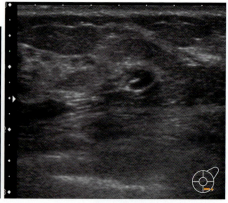

　乳腺内に存在する腫瘤のなかにリンパ節もある。乳腺実質内のどの部位にも生じうるが，腋窩に近い上外側が多い。扁平でリンパ節門への脂肪沈着を検出できれば断定できる。

精査不要　カテゴリー1または2

● 過誤腫

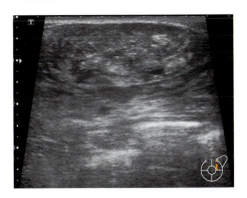

　比較的大きいことが多い。脂肪が存在していることがわかれば精査不要とできるが，難しいこともある。境界明瞭で軟らかく，高エコーと低エコーが混在した病変であれば診断可能である。

精査不要　カテゴリー2

● 豊胸術後のオイルシスト

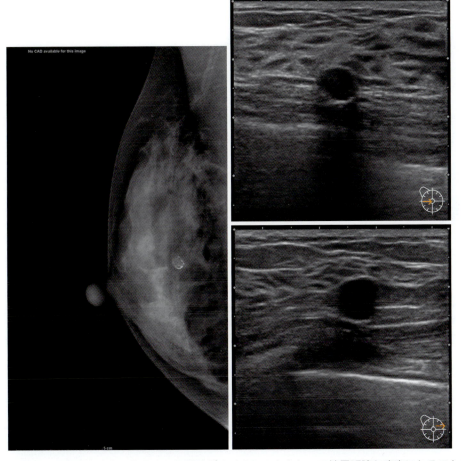

乳房内への脂肪注入後，注入された脂肪がオイルシストとなって境界明瞭な病変になることがある。
精査不要　カテゴリー2

●豊胸術後のシリコン異物肉芽腫

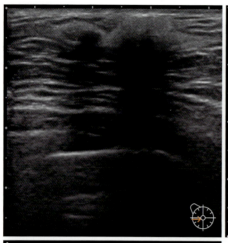
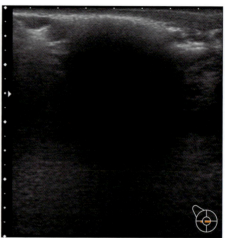
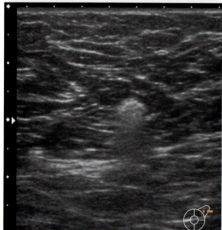

シリコンに生体反応が加わると，強い散乱を来たして特徴的な高エコーとなる。腋窩リンパ節にも入り込んで高エコーを示すこともある。

精査不要　カテゴリー2

●豊胸術後のヒアルロン酸

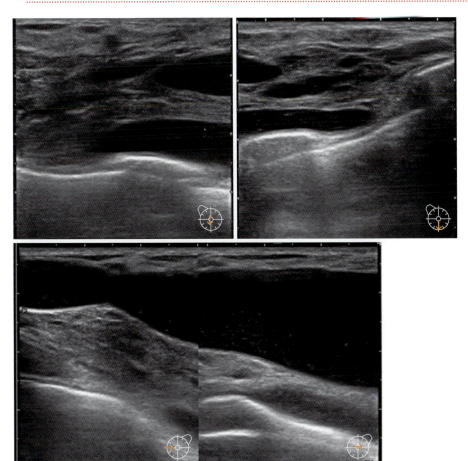

乳腺実質内，乳腺後隙などに複数の無エコーとして認識される。

精査不要　カテゴリー 2

索引

和文索引

あ, い

アポクリン乳頭腫　35
アポクリン囊胞　23, 35
陰性反応適中度　7

え

エラストグラフィ　59, 95
　——, 囊胞内乳頭腫　33
液面形成　40
腋窩反応性リンパ節腫大　162

お

オイルによる液面形成　42
オイルシスト, 豊胸術後の　163

か

過誤腫　163
過剰診断　6
画像の記録　127
外側陰影　15
拡張乳管　112, 118

き, く

偽陰性　6, 7
偽陽性　6, 7
境界線の断裂　73
境界部高エコー像　74
空間コンパウンド　110

け

ゲイン　155
血液による液面形成　40
検診の利益と不利益　6

こ

後方境界線　73
硬化性腺症　137, 151
硬癌　77, 80, 88, 101, 108
構築の乱れ　148

し

シリコン異物肉芽腫, 豊胸術後の
　　164
脂肪壊死　160, 161
腫瘤
　——, 5 mm 以下の　91
　——, 5 mm 以上 10 mm 以下の　96
　——, 10 mm 以上の　104
　——, 画像の記録　127
充実性腫瘤　46
充実腺管癌　78, 82
住民検診　3
縦横比　97
出版 bias　8
硝子化した線維腺腫　60
浸潤癌　37, 72, 73
浸潤癌の浸潤径　74
浸潤性小葉癌　145
浸潤性乳管癌　39, 84, 107, 152, 153
　——, ルミナルタイプ　108, 109

せ

正常低エコー域　132-136
正常乳管　112-116
正常のバリエーション　112, 138
正常のバリエーションとしての低エ
　コー域　129
石灰化　88, 89
線維腺腫　48, 51, 55, 103
　——, 脂肪織と紛らわしい　21
　——, 硝子化した　60
　——, 粘液浮腫状の　52
　——, 粘液浮腫状の, 鑑別　53
前方境界線　73

そ

疎密波　158
走査のコツ　10
速度レンジ　45

た, ち

ダイナミックレンジ　155
多重反射　16, 19, 20
多発小囊胞　156
多発囊胞　19
多房性囊胞　17, 18
対策型検診　3
対策型検診と任意型検診の違い　3
対策型乳癌検診　4
第一次予防　2
中枢型乳頭腫　29

て

ティッシュハーモニックイメージ
　　158
低エコー域
　——, 画像の記録　127
　——, 正常のバリエーションとして
　　の　129
　—— の分類　128
点状高エコー　23

と

トリプルネガティブ乳癌　105
ドプラの使い方　45
糖尿病性乳腺症　136

に

乳がん検診における乳癌死亡率減少
　効果　4
乳管内癌　143
乳管内乳頭腫
　　29, 94, 120-122, 126, 146
乳癌のサブタイプと形態　105
乳汁による液面形成　42
乳腺症　89, 93, 94
乳腺内低エコー域　138
乳頭腫
　——, 中枢型　29
　——, 末梢型　29
乳頭腺管癌　37, 47, 49-51, 53, 71, 77,
　81, 85, 88, 89, 102, 106
　——, ルミナルタイプ　106
乳房超音波検診　5
乳房内リンパ節　162
乳瘤　43
人間ドック　4

任意型検診　4
任意型検診と対策型検診の違い　3

ね

ネットベネフィット　3, 6
粘液癌　53, 109
粘液浮腫状の線維腺腫　52
　──の鑑別　53

の

濃縮嚢胞　43, 64, 67-69
嚢胞　14
　──, 画像の診断　127
　──, 多重反射を有する　19, 20
　──, 点状高エコーを有する　22, 24, 25
嚢胞性腫瘤　46
嚢胞内腫瘤　26, 27
嚢胞内乳癌　36, 38, 39, 44
　──, 鑑別　28
嚢胞内乳頭腫　28, 29, 31, 32, 47
　──, エラストグラフィ　33
　──, 鑑別　28

ひ

ヒアルロン酸, 豊胸術後の　165
ビームコンパウンド　110
皮脂腺嚢胞　160, 161
皮膚病変　160

非腫瘤性病変, 画像の記録　127
非浸潤性乳管癌　37-39, 44, 48, 79, 88, 89, 118, 122-124, 141-143, 152
　──, 乳腺内低エコー域を示す　139
豹紋状パターン　130

ふ

フォーカス　21
粉瘤　160, 161

へ

閉塞性腺症　47
扁平上皮癌　51

ほ

放射状硬化性病変　151
豊胸術後
　──のオイルシスト　163
　──のシリコン異物肉芽腫　164
　──のヒアルロン酸　165

ま

マンモグラフィ　4, 5
末梢型乳頭腫　29

よ, る

葉状腫瘍　49, 106

陽性反応適中度　7
ルミナル乳癌　105

欧文索引

D, E, F

DCIS　37, 48, 79, 88, 89, 118, 122-124, 141-143, 152
elasticity score　95
FLR(fat lesion ratio)　33, 95

I, L

invasive micropapillary carcinoma　125
lead-time bias　8
length bias　8

P, R

PRF　45
ROI　45, 59

S, T

selection bias　8
TDLU(terminal duct lobular unit)　16
Tsukuba score　95